21世紀の脳科学

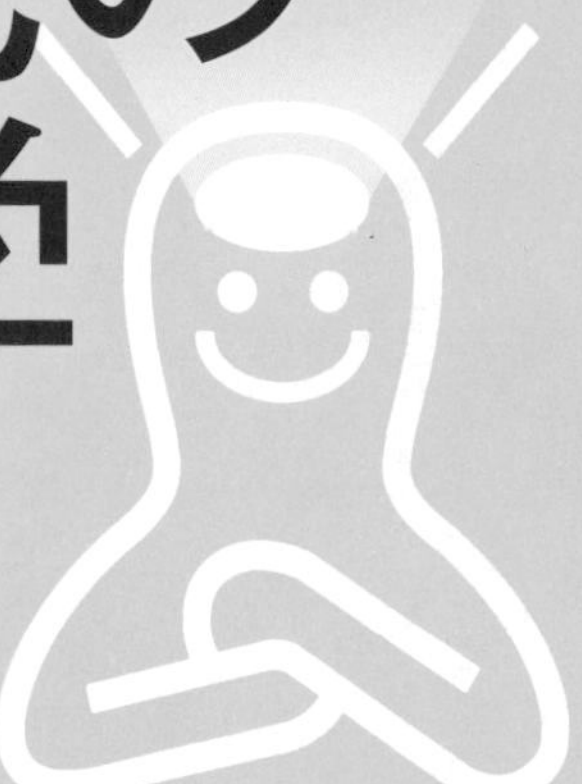

人生を豊かにする3つの「脳力」

SOCIAL Why Our Brains Are Wired to Connect

Matthew D. Lieberman

マシュー・リーバーマン

江口泰子［訳］

講談社

プロローグ

「苦痛と快楽が……我々のすべての行動や発言、思考を支配する」――18～19世紀の哲学者ジェレミー・ベンサムはそう述べた。たしかに私たちは苦痛から逃れようとし、喜びを求めて行動する。だからといって、苦痛と快楽だけが「私たちのすべての行動を支配する」のだろうか？　それ以外の要因は？　ベンサムは、人間の行動の最も深遠な動機を見逃してはいないだろうか？

ベンサムが見逃しているのは、人間が「社会的に生まれついている」という事実である。私たちはいつも友だちや家族とつながっていたい。相手が何を考え、どう感じているかを知りたい。愛する者との死別や大切な人との別離に、心が引き裂かれそうになる。時には〝つながり〟を大切にするあまり、自分にとっては不利になる不合理な行動を取ってしまいがちだ。

社会神経科学者の私は、この20年をかけて同僚とともに「社会認知神経科学」という、それまでにはなかった画期的な学問分野をつくり出してきた。社会認知神経科学とは、社会心理学が扱う分野に、認知神経科学の手法（脳機能イメージングなど）を用いてアプローチする学際的な分野である。社会心理学が「社会」と「認知」に、認知神経科学が「認知」と「脳神経レベルの分析」に焦点を合わせるのに対して、社会認知神経科学では「社会」と「認知」と「脳神経レベルの分析」の3つに焦点を合わせ、その相互作用の点から社会情緒的な現象を解き明かそうとする学問である。〝21世紀の脳科学〟と言い換えてもいいだろう。

私たちは最新のfMRI（機能的磁気共鳴画像法）を用いて、人間の脳が周囲の社会にどう反応するのかについて研究を重ねた。実験を行い、新しい発見があるたびに、私たちの脳が他者とつながるためにできていると確信した。その社会的なメカニズムのなかには、何億年も前、哺乳類《ほにゅうるい》が出現した時に私たちの祖先が獲得した特性もあれば、数十万年前に発達し、霊長類のなかでも私たち人間だけに備わった特徴もある。

人間の脳の社会的なメカニズムは、私たちの行動にどのような影響をもたらし、社会にどのような利益を生み出しているのだろうか？　その答えを探り出して、人間の脳が持つ社会的な特徴を活かす方法を知れば知るほど、私たちは深くつながれる。深くつながれば深くつながるほど、健康的で幸せな人生を送れる。さらには生産的な職場や組織も築けるのだ。

本書では「社会認知神経科学」という、未来につながる新たなアプローチを用いて、私たちの脳の社会的なメカニズムに光を当て、進化が私たちにもたらした〝つながり脳〟の特徴を活かした、もっと幸せでもっと充実した人生を送るための方法について、詳しく探っていこう。

21世紀の脳科学　目次

第Ⅲ部　心を読む脳

第Ⅳ部 調和する脳

第V部 実践編：もっと賢く、もっと幸せに、もっと充実した毎日を

21世紀の脳科学

人生を豊かにする3つの「脳力」

第Ⅰ部　進化と社会性

1 人間の3つの脳力

「つながる」「心を読む」「調和する」——社会性を獲得した私たち

アーヴとグロリアは貧しい境遇から身を起こし、半世紀以上にわたってアメリカンドリームを生きてきた。10代の頃に出会って以来、ふたりはいつも一緒に過ごし、第二次世界大戦が終わるとすぐに結婚した。後年、アーヴが不動産業に乗り出すと、グロリアは夫のオフィスで働いた。ふたりは強いきずなで結ばれていたのである。

ところが67歳の時、前立腺がんを患《わずら》ったアーヴが急死してしまう。夫の死にグロリアは打ちのめされた。そして彼女は、まるで人が変わったように無愛想で身勝手で、意地の悪い人間になってしまったのである。夫なしで生きるくらいなら、いっそ死んでしまいたかったのだ。グロリアは私の祖母である。父は私に言った。「おばあちゃんはおじいちゃんが亡くなった時に一緒に死んでしまったんだよ。それ以来、おばあちゃんにとって幸せな日は一日もなかったんだ」。

私の妻のナオミ・アイゼンバーガーは社会心理学者である。妻と私は、ほんの数メートルしか離れていない研究室で働いている。結婚生活のお手本と、愛する者のそばで過ごす喜びを、私は祖父母から学んだのだ。だがなぜ、愛する者と死別すると、もはや生きる意味がないと思ってしまうのだろう？　なぜ伴侶《はんりょ》を失うと、激しい苦痛を味わうように脳はできているのだろうか？

別離がもたらす〝社会的苦痛〟は、人間の生存に大きな影響を及ぼす。愛する者とのつながりが断たれると、私たちの脳は、身体的な苦痛を感じる時と同じように社会的な苦痛を感じる。どちらの苦痛の場合にも、脳の同じ領域が強く反応するからだ。もし私たちの脳が身体的苦痛と社会的苦痛とを同じように扱うのであれば、私たちも社会的苦痛を、もっと〝現実的《リアル》〟な痛みとして扱うべきではないだろうか？　脚を骨折した人に向かって、誰も「もう吹っ切れよ」とは言わないだろう。ところが、失恋した人に向かってはそう言って慰《なぐさ》める。私たちは、社会的な苦痛を身体的な苦痛とはまったく別の種類の痛みと見なしがちだ。だが実のところ、社会的な苦痛は私たちが思う以上に身体的な苦痛に近い、リアルな痛みなのである。

本書では、進化の過程で私たちの脳が獲得した３つの力に焦点を絞って見ていこう。その３つの〝脳力〟によってこそ、私たちは周囲や集団とつながり、調和のある組織や社会を築けるのだ。まず私たちの脳は、身体的苦痛と社会的苦痛とを脳の同じ領域で扱うことで、愛する者との別離や他者からの拒絶という「社会的な分離」を〝痛みを伴う体験〟として捉えるようになった。ひとりでは生きていけない乳児は、養育者とのつながりを失い、世話をされなくなるという脅威を社会的苦痛として体験する。そして、養育者がそばを離れると大声で泣いて呼び戻し、つながりを取り戻そうとする。こうして私たちの祖先は、親子の愛着行動を通して、養育者や社会とつながる力を手に入れたのである――それが本書で述べる第1の脳力「つながる力」である。

進化はまた、私たちに〝社会的喜び〟を与えた。社会的苦痛と社会的喜びというふたつの基本的な動機のおかげで、私たちは常に養育者とつながり、乳幼児期を生き延び、その後の人生を歩んでいけるのだ。しかも「つながっていたい」「人に愛されたい」という欲求は一生失われず、生涯にわたって私たちの考えや行動を決定づけるのである。

自分の意見は、実は周囲の意見?!

1984年10月21日、共和党現職のロナルド・レーガン大統領は、民主党大統領候補のウォルター・モンデールと二度目のTV討論に臨んだ。レーガンは相変わらず高い人気を誇っていたものの、この時の選挙戦では年齢が勝利の行方を大きく左右すると見られていた。73歳のレーガンが再選を果たせば、アメリカ史上最高齢の大統領が誕生する。だが高齢のせいで、彼はもはや大統領職の激務に耐えられないのではないかと懸念されていた。ところが、この日に開かれた二度目のディベートで、レーガンは有権者の支持を確実なものとし、地滑り的な大勝利で再選を果たすのである。

レーガンは経済政策や外交政策で、モンデールを完膚《かんぷ》なきまでに論破したのか？　いいや、それは司会者が年齢について訊《たず》ねた時だった。レーガンはこう答えたのである。「私は、年齢を今回の選挙戦の争点にはいたしません。政治的な目的のために、対立候補の若さと経験不足につけこむつもりはないのです」。当時のモンデールは56歳。カーター前政権では副大統領まで務めた彼は、決して〝ひよっこ〟などではない。だがのちにコメントを求められたモンデールは、次のように語った。「あの瞬間に、自分が選挙戦に負けたと悟った」。

その夜、TVの生中継を見ていた全米の7000万人が、まだまだレーガンは衰えちゃいないと確信した。だがそう判断した理由を知れば、誰でも驚くのではないだろうか。なぜなら、全米の有権者の心を変えたのはレーガン自身ではなく、TVスタジオにいた数百人の聴衆だったからである。レーガンの発言を聞いて、スタジオの聴衆から笑い声が起きた。その笑い声こそが、生中継を見ていた有権者がレーガンに対する考えを変えた原因だったのだ。

社会心理学者のスティーブ・フェインはこの時の討論会を録画して、TVの生中継を見なかった人に、次のどちらかの方法で同じ場面を見てもらった。最初のグループには生中継の時と同じ状態で見せ、次のグループにはスタジオの聴衆の笑い声を消した状態で見せた。すると、笑い声を聞いたグループはレーガンが勝ったと思った。ところが笑い声を聞かなかったグループは、モンデールの圧倒的な勝利を確信したという。言い換えれば、私たちがレーガンの発言を面白いと感じたのは、レーガンが面白かったからではない。スタジオにいた一部の聴衆が彼の発言を面白いと感じたからだ。全米の有権者は、スタジオにいた見ず知らずの人間の笑い声に影響されたのである。

そもそも、一国の大統領に誰を選ぶかといった大切な決断が、聴衆の笑い声に左右されると考える人はまずいない。たいていの人は、自分は独立した精神の持ち主であり、他者の影響をそう簡単に受けるはずはないと思っている。だが、それは間違いである。私たちは、いろいろな方法で周囲や社会の影響を受けている。ただそれに気づいていないだけなのだ。もしそうであるならば、脳はなぜ、知らず知らずのうちに他者に影響されるようにつくられたのだろうか？

まずはその前に、人の心の状態を読み取るのがどれほど難しいかについて考えてみよう。人の考えや感情、パーソナリティは目には見えない。だから推測するしかない。「レーガンはまだ大統領の職務をこなせるのか？」「彼はもはや、その激務に耐えられないほど衰えてしまったのか？」。私たちはこうやって、毎日のように他者の心の状態を読んでいる。

人類がこの惑星を支配しているのは、私たちの抽象的な思考能力——チェスをしたり、微分積分を解いたり、ものごとを論理的に分析したりする能力——のおかげだと考える人は多い。抽象的な思考能力のおかげで、私たちの祖先はいろいろな問題を解決し、厳しい環境を生き抜いてきたのだ、と。だが実のところ、人類がこの地球を支配しているのは、抽象的な思考能力のおかげではなく、〝社会的な思考能力〟のおかげではないだろうか？　私たちは社会的思考能力を用いて、周囲の人間の考えや意図を読み取り、その情報をうまく活用して複雑な社会を泳ぎ渡っていく。しかも進化は、もっぱら他者の考えや意図を読むための領域を私たちの脳に与えたのだ。つまり私たちは、進化の過程で他者の心の状態を読み取る特別な力を獲得した――それが本書で述べる第2の脳力「心を読む力」である。

こうして私たちは、互いにつながり、他者の心の状態を読み取る、社会的な動物になった。他者の心の状態を読み取り、〝社会生活のエキスパート〟になるためには、社会的な思考能力が欠かせない。進化は、私たちに非社会的な（つまり一般的な）思考とは別に、社会的な思考を与えたのである。

それでは、「社会的思考」と「非社会的思考」とはどう違うのだろうか。ここで、そのふたつの思考について明確に定義しておこう。本書で述べる「社会的思考」とは、自分自身と自分を取り巻く周囲との関係や、社会のなかで自分がどう行動するのかを考えるための思考である。つまり、周囲のできごとや社会生活のなかで受け取った情報を処理して、自分自身を知ったり、相手の心の状態を読み取って他者を理解したり、周囲の人間関係について考えたりして、社会的に行動するための思考と言えるだろう。社会的思考に優れた人は、他者とうまく交流したり協調したりして、豊かな人間関係を築き、充実した社会生活を送る能力の持ち主である。

一方の「非社会的思考」とは、文字通り、社会的思考以外のあらゆる思考を指す。そのなかには先にも述べた、チェスをしたり、微分積分を解いたり、ものごとを論理的に分析したりする抽象的な思考能力ももちろん含まれる。世間では、論理的思考能力や分析能力に優れた人を「頭のいい人間」と見なす傾向にある。社会的思考に対する概念として本書で述べる場合には、おおざっぱに言って、論理的思考や抽象的思考などと読み替えてもらえば、わかりやすいかもしれない。

実際、社会的思考と非社会的思考とを脳はまったく別の領域で扱う。そのため複数の領域が連係し合って働く、それぞれのネットワークが発達した。しかもそのふたつのネットワークは、たいてい〝互い違いに〟働く。社会的思考のネットワークがオンになると、非社会的思考のネットワークはオフになってしまうのだ。

だが、もっぱら社会的に考えるためのネットワークを私たちの脳が獲得したからと言って、それが、おおぜいの有権者が聴衆の笑い声に影響された理由を説明するわけではない。レーガンの発言をＴＶで聞いた時、有権者の脳は、スタジオにいた赤の他人の笑い声を、レーガン大統領の頭の働きが衰えていない証拠と受け取った。でも脳はなぜ、他者の判断を自分の判断と捉えたのだろうか？　それは、私たちの脳が他者や周囲の影響を受け、社会の考えや価値観を、自分自身のものとして取り入れるように発達したからである。

東洋の文化では、個人としてよりも社会全体として大きな成果を上げるために、他者の考えや行動を尊重して、周囲との調和を図ろうとする。一方、西洋人にとって、自分の信念や価値観は己《おのれ》のアイデンティティの要《かなめ》であり、自分を自分たらしめる重要な要素である。ところがその個人の信念や価値観は、当の本人も知らないうちに、外部から私たちの脳にこっそりと運び込まれたものかもしれないのだ。

自己とは、私たちが考えるような〝難攻不落の砦《とりで》〟に囲まれたものではない。それどころか、周囲の考えや価値観を簡単に取り入れる〝スーパーハイウェイ〟のようなものだ。自己という概念を生み出す脳の同じ領域を使って、進化は、私たちのなかに社会の信念や価値観をうまく取り入れる仕組みをつくり出した。こうして、私たちは自分でも気づかないうちに外部の信念や価値観を自分自身のものと思い込み、社会規範に従い、集団や社会との調和を図ろうとする――そしてそれこそが、進化が私たちに与えた第3の脳力「調和する力」である。

人類発展のカギ――脳の〝つながり系〟

人類が持つ優れた特徴とは何だろう？　言語や理性、あるいは道具を握りやすいように親指と他の指とが向き合っている拇指《ぼし》対向性だろうか。たとえば人類が言語を獲得したのは、約5万〜数十万年前と考えられている。それに対して、私たちの祖先が社会性を獲得したのは、少なくとも哺乳類が地球上に初めて誕生した約2億5000万年前にまでさかのぼる。つまり私たち哺乳類の祖先は〝社会的な動物〟になることで、厳しい生存競争を勝ち抜いてきたのだ。この惑星で人類が最も繁栄できたのも、「つながる」「心を読む」「調和する」という3つの脳力のおかげである。となると、人類が持つ優れた特徴とは、言語でも理性でも拇指対向性でもなく、進化が私たちに与えた「社会性」と言えるのかもしれない。

本書では「人間とはどんな動物であるのか」を解き明かし、「つながる」「心を読む」「調和する」という3つの脳力を通じて、私たちがどのような社会性を獲得してきたのかを探っていく。さらには現代に生きる私たちが、その社会性をどう理解して、どのように活用すれば、毎日の生活や職場や学校教育のなかで、より有効に役立てられるのかについても詳しく紹介していこう。なぜなら、進化が与えた優れた社会性を正しく理解して、うまく活用すればするほど、私たちはもっと幸せでもっと充実した生活や社会を実現できるからだ。学校や企業やスポーツチーム、あるいは政府機関や医療施設といった幅広い組織も、最大の効果を発揮できるからである。

私たちの脳のなかには、各領域が連係し合って働くいろいろな社会的ネットワークが存在する。それぞれのネットワークは、脊椎《せきつい》動物から哺乳類へ、さらには霊長類を経て人類へと進化する過程で現れた。その進化のステップは、子どもの発育順序と一致する（図1）。「つ

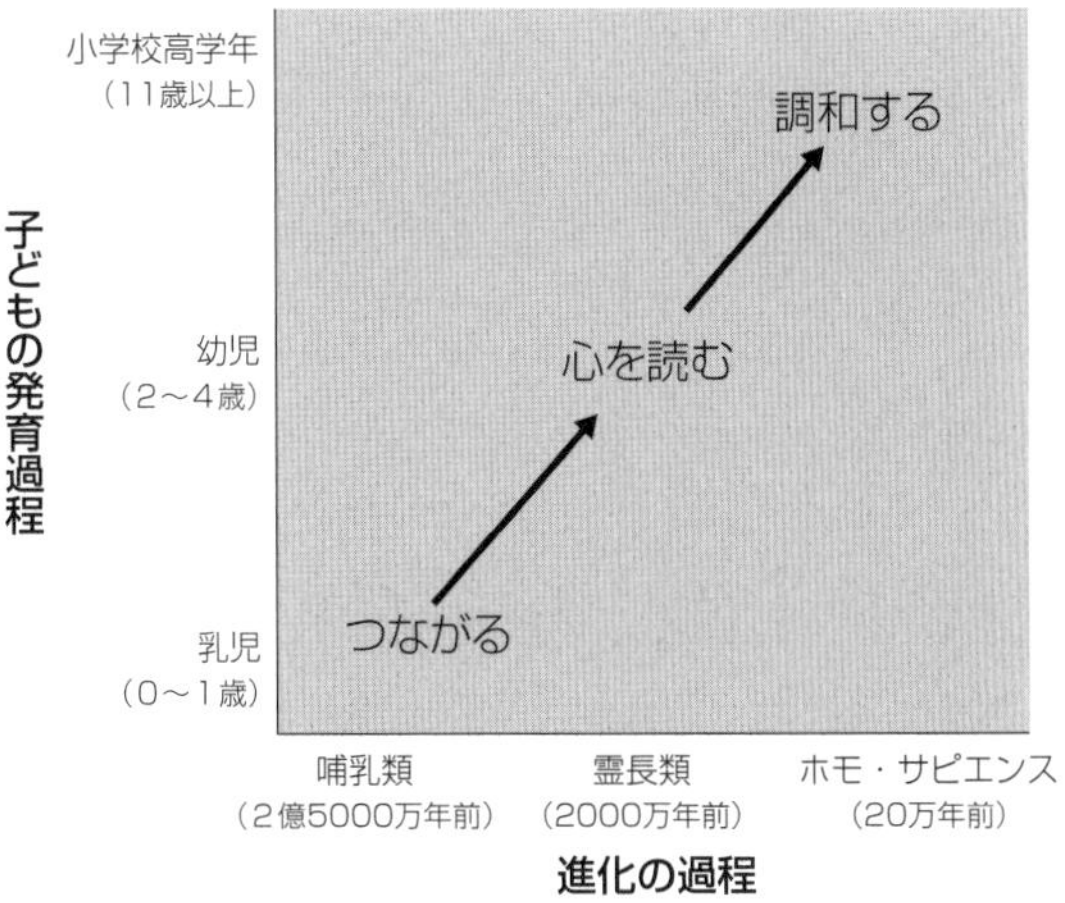

図1　進化の過程と子どもの発育過程で現れる3つの脳力

ながる」「心を読む」「調和する」という、進化がもたらした3つの脳力については、それぞれ本書の第Ⅱ部、第Ⅲ部、第Ⅳ部で詳しく見ていきたい。

まずはその前に次章で、私たちが特に何もしていない時に活性化する脳の領域について紹介しよう。そのネットワークは、人が安静にしている時に〝初期設定《デフォルト》〟の状態で現れるために「デフォルト・ネットワーク」と呼ばれる。私たちが特に何もしていない時、脳はその〝空き時間〟を使って、社会的認知——社会のできごとや、周囲の人びとにまつわる情報を処理する認知プロセス——に忙しい。つまり私たちの脳は、デフォルト設定の状態である空き時間を使って、もっぱら社会について、自分自身や、他者の心の状態や、あるいは自分と相手との関係について考えているのだ。しかも、そのネットワークは、生後たった2日の新生児の脳でも活動している。また私たちが特定の課題を終えた瞬間に、ほとんど反射的に活性化する。そのため、私たちはほんの乳幼児の頃から、知らず知らずのうちに社会的知性を磨いて、〝複雑な社会を泳ぎ渡っていくエキスパート〟になるための練習を積んでいるのだ（第Ⅰ部：2章）。

・**第1の脳力「つながる」**：哺乳類が地球上に初めて誕生した2億5000万年ほど前、進化は私たちの祖先に「社会的苦痛」と「社会的喜び」という、ふたつの基本的な動機を与えた。未熟なままで生まれ、ひとりでは生きていけない乳児は、常に養育者とつながり、世話をしてもらう必要がある。そこで乳幼児の脳は、養育者から放って置かれるという社会的な分離を、「社会的苦痛」として感じるように発達した。養育者がそばを離れ、愛着関係を脅《おびや》かされると、乳幼児は〝不快な痛み〟を感じて、苦痛の泣き声をあげ、養育者をそばに呼び戻す。一方の養育者の脳も、我が子の世話を報酬と捉え、「社会的喜び」を感じるように発達した。こうして私たちの祖先は、母子の愛着行動を通して「社会的なつながり」を手に入れたのである。しかも、養育者と常につながっていたいという乳幼児期の欲求は、成長後も失われず、生涯にわたって私たちの考えや行動を決定づけるのだ（第Ⅱ部：3〜4章）。

・**第2の脳力「心を読む」**：人や集団や社会とつながり、また他者と戦略的にやりとりするために、進化は私たちに、もっぱら他者の心の状態を読み取るための脳のネットワークを与えた。相手の考えや目的や意図を読み取る脳力のおかげで、私たちは協力し合って難しいアイデアを実現したり、周囲の人間の望みや欲求を予想したりして、集団をスムーズに運営できるのだ。私たちはまず、「自分以外の人間も考えを持ち、その考えに基づいて行動する」という現象を理解できる「心の理論」を獲得した。さらに進化は、私たちが他者の心の状態を読み取るために、「メンタライジング系」と「ミラー系」という、脳の2つのネットワークも与えた。この2つのネットワークはそれぞれ異なる機能を持ち、たいてい相互補完的に働く。私たちが思いやりを発揮したり、相手に共感したりできるのも、他者の心の状態を読み取る脳力のおかげである。実際、共感は「心を読む」脳力の最高の到達点と言えるだろう（第Ⅲ部：5〜7章）。

・第3の脳力「調和する」：進化の最大の功績はなんと言っても、社会や集団に調和した、周囲が望むような人間に私たちをつくり上げた点だろう。私たちは自分を、他者とは違う特別な存在と考え、〝自己〟とは、自分以外の誰にもアクセスできない難攻不落の砦に囲まれたものだと見なす。また自分の考えや価値観は、自分の内面から生まれたものだとも思い込んでいる。ところが、自己感——「自分とは誰なのか」という概念——を生み出す脳の領域は、私たちが周囲の影響を受け、社会の規範や価値観を取り入れるルートでもあるのだ。脳はその同じ領域を用いて、当の私たちも知らないうちに、外部の信念や価値観を私たちのなかにこっそりと運び込んでいる。こうやって私たちの脳は、社会の規範を内面化し、その上に自分自身の自己感をつくり上げ、私たちが外部の信念や価値観に従って考え、行動し、社会の調和を生み出す仕組みをつくり出したのである（第Ⅳ部：8〜9章）。

もっと充実した、より豊かな人生のために

実践編となる最後の第Ⅴ部では、「つながる」「心を読む」「調和する」という3つの脳力を、実生活のなかでどう活用すれば、もっと幸せで充実した毎日を送れるのかについて、「日常生活」「企業や組織」「学校教育」の3つのテーマ別に探っていこう。

まずは、毎日の生活のなかでどうしたら人や集団や社会とより深くつながり、もっと幸せになれるのか（10章）。次に、どうしたら私たちの社会性をこれまで以上にうまく職場で発揮できるのか。部下の働く意欲を刺激して生産性を高めるために、リーダーは私たちの社会性をどう理解し、どううまく導くべきだろうか（11章）。最後に、思春期の脳の特徴を活かして、中学生の学習意欲を引き出し、学力を向上させる秘訣《ひけつ》や授業のあり方についても提案しよう（12章）。

このように第Ⅴ部では、もっと充実した、より豊かな人生を送るために、本書の第Ⅰ〜Ⅳ部で学んだ3つの脳力の知識を最大限に活かして、毎日の生活や職場や学校で実行できる、具体的な方法や実践的な提案をたっぷり紹介していこう。〝つながり脳〟は、実にたくさんのことを私たちに教えてくれるのである。

2

脳は休憩時間に社会化する

初期設定として脳に備わっている「デフォルト・ネットワーク」とは何か？

　私たちが安静にしている時、脳は常に同じことをしているらしい。脳が特定の作業をしていない時、たとえば会計士が表計算ソフトに数字を打ち込んだり、美術史家がミュージアムの収蔵品目録を作成したりしていない時、脳はある作業に熱中している。

　さて、それは何だろう？　もちろん、私たちの幸せにとって重要な何かに違いない。何百万年もかけて進化してきた脳が〝自由時間〟を使って、私たちの不利になる作業をせっせと行うはずがない。実際、脳の自由時間こそが〝デフォルト設定〟の状態であり、その時の脳の働きこそが、私たち人類の生き残りと繁栄に重要な役割を担ってきたのである。

休んでいる時に活性化する領域——デフォルト・ネットワーク

1977年、神経学者のゴードン・シュルマンは『認知神経科学ジャーナル』誌に2本の論文を発表した。シュルマンはPET（陽電子放射断層撮影）を用いた過去の実験を詳しく調べて、いろいろな課題を行う際に必ず活性化する領域を確かめようとした。彼の最初の論文は「運動、記憶、視覚弁別《べんべつ》といった課題を行っている時に、共通して活性化する脳の領域」を扱っていた（視覚弁別課題とは、一部がゆっくりと変化する写真を見て、どこが変化したかを言い当てる課題などを指す）。ところが、いろいろな課題を行った時に、共通して活性化する領域はあまりなく、あったとしても特に驚くような部位ではなかった。

シュルマンの2本目の論文は、「認知、運動、視覚弁別課題を行っていない時に活性化する領域はどこか」と問いかけていた。これは少々変わった質問だろう。いずれにしろシュルマンは、人が何もせずに休んでいる時に活性化する領域を発見したのである（図2）。それにしてもなぜ、私たちが特に何もしていない時に活性化する領域があるのだろう？　運動能力に関係のある領域が、運動能力を試す課題が終わったとたんにオフになるのは納得がいく。だが運動能力を試す課題を終えた時に、なぜ一部の領域がより活発に反応するのだろうか？　しかもその同じ領域は、視覚弁別課題や数学の問題を解き終えた後でも、やはり活性化するのである。

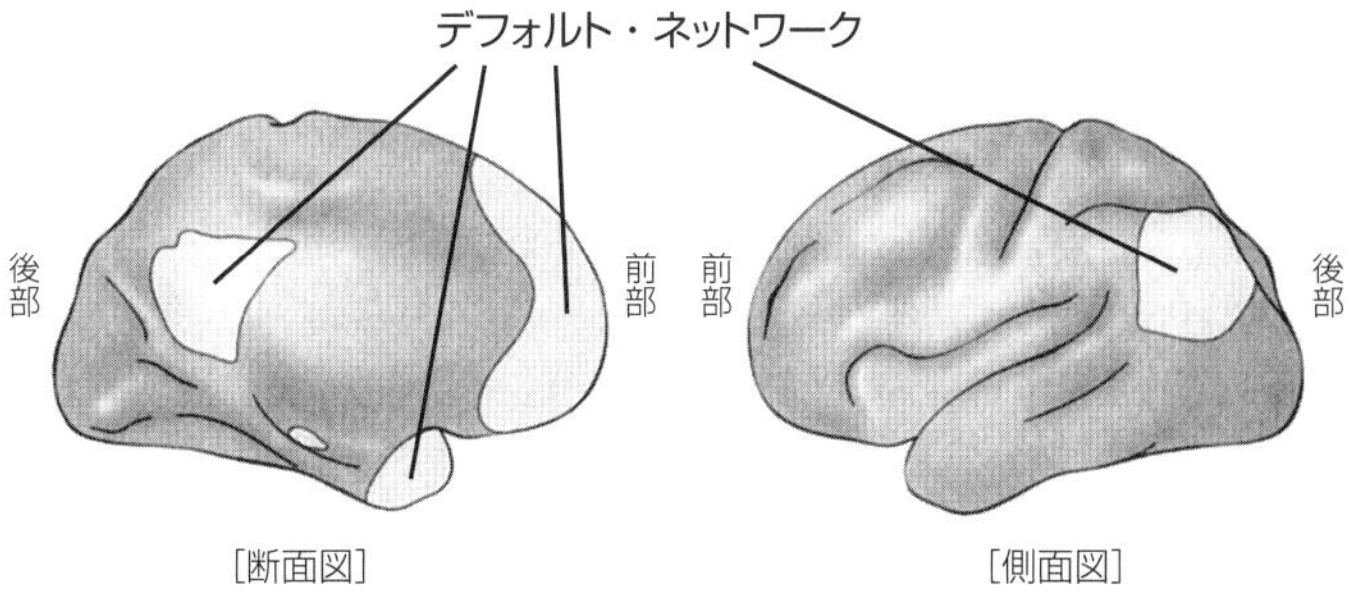

図2　デフォルト・ネットワーク

シュルマンが発見した、人が何もしていない時に活性化するネットワークは今日、「デフォルト・ネットワーク」と呼ばれる（「デフォルト・モード・ネットワーク」という呼び方もある）。何かの課題が終わった時に〝デフォルト（初期）設定として現れるネットワーク〟という意味だ。PETスキャナーのなかで横になり「しばらく何もしないように」と指示された被験者の脳で、このネットワークが活性化していた。つまり、人が何もしていない時にオンになる領域とみていいだろう。特定の課題を与えられていないからと言って、実際に脳が何もしていないわけではないのだ。

PETスキャナーのなかで、自分が横になっているところを想像してほしい。あなたは、スクリーンに映し出されたふたつの文字が、まったく同じかそれとも違う文字かを判断する課題に取り組んでいる。1分後、スクリーンに「休憩タイム」という文字が現れる——良かった、これでまたあのつまらない実験につき合わされるまでにひと休みできる。

だが、そう思ったあなたの頭は休んではいない。試しに30秒間、目をつぶってみればいい。あなたの頭には、いろいろな考えや感情、あるいは映像が次から次へと浮かんでくるはずだ。休むどころか、脳は活発に働いている。誰かや自分のことについて、あるいは自分と相手との関係について……。心理学者の言葉を借りれば、あなたは社会的認知――社会のできごとや周囲の人びとにまつわる情報を処理する認知プロセス――に忙しい。好きな女性をデートに誘う資金を稼ぐためにこの実験に参加した大学生なら、休憩タイムになったとたん、相手の女性の仕草やデートの段取り、彼女が本当に自分に気があるのかどうかについて、あれこれ考えはじめるかもしれない。

このデフォルト・ネットワークと、脳の社会的認知ネットワークとがほぼ一致するという事実が、実験の結果からもわかっている。つまり、デフォルト設定で現れるネットワークは、社会的認知――自分自身や他者の理解――に一役買っているのである。

オフタイムにこそ脳が標準化される

あなたはこう思うかもしれない。「他に何もしていない時に、誰かのことを考えるのは当たり前じゃないのか?」「それのいったいどこが重要なんだ?」と。最初は私もまったく同じ理由から、ふたつのネットワークの重なりをたいして重要とは思わなかった。

ところがそのうち、デフォルト・ネットワークと社会的認知ネットワークとの関係を、〝逆に〟考えるようになった。当初、私は「人間は社会に関心があるから、空いた時間にデフォルト・ネットワークが活性化する」と考えていた。もちろんそれは正しい。だが「逆もまた真なり」で、さらに興味深いことが言えるのではないか。すなわち、「空いた時間にデフォルト・ネットワークが活性化するからこそ、人間は社会に関心を持つ」。

デフォルト・ネットワークが空き時間に反射的に活性化するからこそ、私たちは他者に注意を向けるのではないか？　しかも私たちが注意を向けるのは、単に相手の存在についてではなく、その相手の心の状態――相手の考えや感情や目的――についてなのだ。すなわちデフォルト・ネットワークの働きによって、私たちは他者を理解し、相手に共感し、周囲との協調を図ろうとする。もしそうであるならば、私たち人類は社会的知性の発達と、社会的認知能力の活用によって、今日の繁栄を築いてきたのではないだろうか？　そしてそのために、脳は空き時間を使ってせっせと社会的知性を磨いている。私たちは何百万年もかけて、社会的な動物に進化してきたのだ。

だが、私が考えるように、「デフォルト・ネットワークが活性化するからこそ、人間は社会に関心を持つ」、すなわちデフォルト・ネットワークの活動は結果ではなく原因であり、「脳の空き時間こそが脳のデフォルト設定の状態である」という推論を裏づける証拠はあるのだろうか？

人間はこの世に生まれるとすぐに、デフォルト・ネットワークが活性化する。生後2週間の乳児の脳を調べたところ、このネットワークが活性化していた。それどころか生後2日の新生児でも、デフォルト・ネットワークの活動が確認されたのだ。この事実はいったい何を意味するのか？　新生児は社会どころか、おもちゃの電車にもクマのぬいぐるみにも興味を持っていない。生後2日では、目の焦点さえ合わせられないのだ。社会に興味を持つようになる前に、乳児のデフォルト・ネットワークがすでに活動を開始しているとなると、デフォルト・ネットワークは原因であり、人が社会に興味を持つために重要な役割を担っていると考えてもいいだろう。

『ニューヨーカー』誌の専属ライターであり、現代アメリカで最も影響力のあるコラムニストのひとりとして評価の高いマルコム・グラッドウェルが、『天才！　成功する人々の法則』（弊社刊）で紹介した「1万時間の法則」をご存知だろうか？　ヴァイオリニストであれ、プロのアスリートであれ、Ｘｂｏｘの達人であれ、その分野のエキスパートになるためには1万時間の練習を積み重ねる必要があるという法則だ。ある調査によれば、私たちの会話の70％は他者や自分自身の話題だという。私たちが1日の20％を使って、誰かのことや自分と彼らとの関係について考えるとすれば、デフォルト・ネットワークは少なくとも毎日3時間は活性化している計算になる。そうであれば10歳になる前に、脳は1万時間の〝練習〟をクリアできる。反射的に社会的認知モードに戻る脳のおかげで、私たちは知らず知らずのうちに、複雑な社会生活を送るエキスパートになる練習をしているのだ。

デフォルト・ネットワークの活動が、結果ではなく原因だとするふたつ目の根拠もある。私の研究室は、被験者に数学の問題を解いてもらう実験を行った。被験者には1問解き終わるたびに数秒だけ休憩を与え、またすぐに次の問題に取りかかってもらった。するとその場合にも、デフォルト・ネットワークが活発に反応していたのである。それどころか、1問解き終わるごとにすぐに活性化していたほどだ。デフォルト・ネットワークはほとんど反射的に活動を開始する。それこそが脳の初期設定の状態であり、ほんの少しでもチャンスがあれば、脳は即座にその状態に戻ろうとするのだ。

数学の授業で計算をしたり、歴史の授業で古代ギリシャの壺《つぼ》について学んだりするなど、特定の課題に取り組んでいる時には、デフォルト・ネットワークはオフになる。ところが課題が終わると、即座にデフォルト・モードが復活する。脳は空き時間を使って、もっぱら社会について考えているのだ。私たちが意識するしないにかかわらず、脳は社会から受け取った情報を処理（そしておそらく再処理）して、社会的に考え、社会的に行動する準備をしているのかもしれない。長年の知識に新しい体験を組み込んで、友だちや、友人どうしの関係や、自分と彼らとの関係について考え直したり、いろいろなやりとりから新しい情報を引き出して、他者の心の状態を読み取る法則をアップデートしたりする。その働きを持つネットワークが、たった生後2日の新生児の脳でも活動しているのだ。つまり、「私たちの脳は社会と、そのなかでの自分の居場所について考えるためにつくられた」のである。

このように私たちはまだほんの乳幼児の頃から、社会について考え、複雑な社会を泳ぎ渡っていくエキスパートになる練習を絶えず積み重ねてきた。脳は、空き時間に微分積分を学んだり論理的な思考能力を磨いたり、どんなことにでも使えたはずだ。ところが進化は、私たちの脳を社会的に考えるようにつくったのである。

私たちは偶然、社会的になったのか？

霊長類と他の動物とを、そして人間と他の霊長類とを分ける特徴のひとつとして、脳のサイズの違いがあげられる。とりわけ私たち人間は、前頭前皮質《ぜんとうぜんひしつ》と呼ばれる、目のすぐ後ろに当たる前頭葉の前側の領域が大きい。そして、そのおかげでいろいろな知的活動をこなせる。前頭前皮質は、ほぼどんなソフトウェアでも搭載できる（脳にいろいろなことを教えられる）汎用コンピュータによく喩《たと》えられる。そのため、前頭前皮質は新しい問題を解くために進化したと考えられている。たとえばチェスもそのひとつだろう。

その考えに従えば、この汎用コンピュータはチェスだけでなく、社会的なチェスをマスターするためにも使われることになる。となると社会生活であれ、チェスであれ、期末試験のための猛勉強であれ、何に応用されようと知性は知性だという話になる。社会的知性とは「一般的な知性に過ぎず、ただそれが社会的な状況に応用されただけに過ぎない」と述べた専門家もいる。要するに、社会的知性は特別に発達したわけではなく、人間が社会に関心を持つのは単なる偶然だと言いたいらしいのだ。

人間の持つある特徴が偶然の結果かどうかを判断する基準のひとつは、それが普遍的な特徴かどうかだろう。普遍的な特徴でなければ、偶然の結果と言っていい。その反対に、普遍的な特徴であれば、偶然の結果とは考えにくい。直立歩行は人間の普遍的な特徴だ。視力の良さも普遍的な特徴と考えていいはずだ。1万3000人を対象としたある調査では、93％の回答者の視力が良かったからだ。

その視点に立てば、95％以上の人に「友だちがいる」と聞いてもなお、私たちの社会性は偶然の結果と言えるだろうか？　むしろ人間の社会性は普遍的な特徴であり、偶然の結果ではないと考えたほうが自然だろう。ところで、友情とはなかなか奇妙な現象だ。どんな友だちも最初は赤の他人である。遺伝子を共有しないその相手から、迷惑をかけられ、危険な目に遭《あ》わされる可能性がないわけではない。ところがいつしか、私たちはその相手に弱みを見せ、心の秘密を打ち明け、世界中の誰よりも頼りにする。友情が深まれば深まるほど、どっちが何をしたとか、どっちに貸しや借りがあるといった計算は意味を持たなくなっていく。もちろん友だちはいろいろと役に立ってくれるが、友だちを持つ目的は、自分には友だちがいるという慰めである場合も多い。

フェイスブックを考えてみよう。この世界最大のソーシャル・ネットワーキング・サービスにアカウントを持つユーザーは、全世界で10億人を超える。私たちがどこよりも頻繁に訪れる場所がフェイスブックなのである。

フェイスブックを訪れれば、常に誰かとつながっていられる。たまにしか会えない友だちとも連絡が取れ、いつしか疎遠になった相手との友情も復活できる。昨夜のパーティで馬鹿騒ぎをした仲間とも、もう一度お楽しみを共有できる。世界中で最もたくさんの人が訪れるサイトが〝人とつながるためだけにつくられた〟というのは、果たして偶然だろうか？

私たちの社会性が偶然の結果だと言うのであれば、わざわざ大きな脳を使って利己的な目的を遂げる代わりに、見ず知らずの困っている人を助けたりするだろうか？　私たちはいろいろな理由で他者を助ける。だがその理由のひとつは、私たちの脳が共感や思いやりを持つようにつくられたからだ。困っている人を見ると、私たちはつい、こう思う。「なんとかしなくちゃ」。そうでもなければ、アメリカだけで毎年３０００億ドルもの寄付は集まらないはずだ。これは、もう恐ろしいほどの大きな〝偶然〟だろう。

シーソーのように働くふたつの知性

「社会的知性とは、一般的知性をランダムに応用したものに過ぎない」と見なすならば、社会的知性と一般的知性のどちらの場合でも脳の同じ領域が活性化しなければならない。ところが、一般的知性や一般的な認知能力と関係がある領域は脳の外側の表面である（図３）。

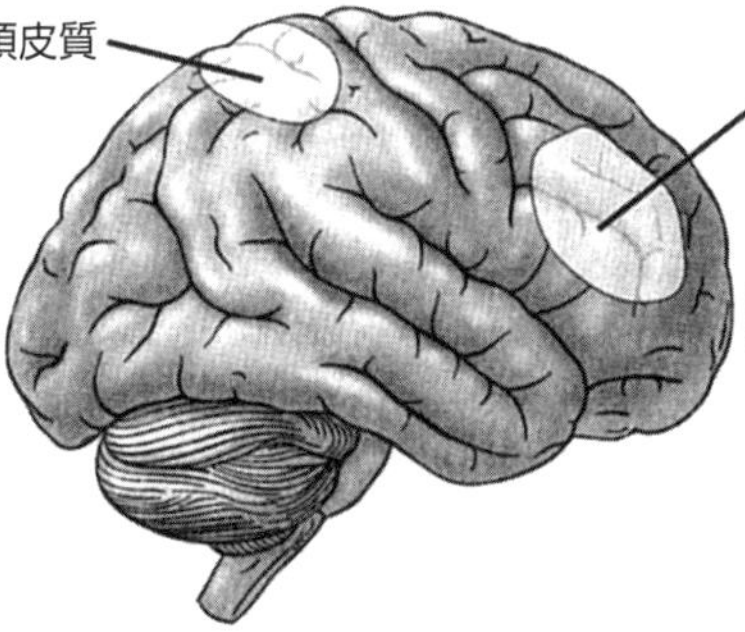

図３　外側前頭領域と頭頂領域

一方、社会的知性を働かせる時には、たいてい脳の内側の領域が活性化する（図2、27ページ）。

さらに、社会的思考を支えるネットワークと、非社会的思考を支えるネットワークは〝シーソー〟の両端のように互い違いに活性化する。特定の課題に取り組んでいない時、すなわち脳がデフォルト設定の状態にある時には、社会的認知ネットワークがオンになる。このネットワークが活性化すればするほど、一般的認知ネットワークはオフになる。反対に非社会的な事柄について考える時、脳の一般的認知ネットワークがオンになり、社会的認知ネットワークはオフになる。非社会的な事柄を考えている間に、社会的認知ネットワークが活性化したままであれば、課題や作業を行う能力を妨げてしまうからだ。となると、前頭前皮質という汎用コンピュータが、同じランダム・アクセス・メモリ（RAM）チップを用いて、チェスをしたり税金を計算したり、あるいは職場の人間関係についても考えたりするという仮説は成り立たない（「オン」や「オフ」という言葉を使うのはわかりやすく説明するためであって、実際に脳の領域が「スイッチオフ」になるわけではない。一方が活性化すると、もう一方が不活発になるという意味である）。

社会的認知と非社会的認知を支えるネットワークがまったく別だと聞いても、なかなかそうと信じられないのは、職場の人間関係について考えている時と論理的な思考を働かせている時とで、その違いを自分では実感できないからだ。社会的思考から非社会的思考へと切り替わった時にも、私たちにはただ単に話題を切り替えただけとしか思えない。

だがそんな私たちでも、社会的思考と非社会的思考との違いをよく理解している例がある。たいていの人は「勉強ができる」と「人づきあいがうまい」とが、両立しにくい知性だとわかっている。このふたつには別々の能力が必要だと思えるうえに、それぞれの能力を支えるネットワークも異なる。たとえばアスペルガー症候群の人は、相手の気持ちを読み取るのも人づきあいも得意ではない。ところがこの症候群の子どもは、抽象的思考テストでは同じ年齢の子どもよりも、はるかに高い能力を発揮する。社会的知性と非社会的知性とがシーソーのように働くという説明は、社会的思考は苦手だが、抽象的思考には優れているというアスペルガー症候群の特徴とも合致する（アスペルガー症候群については7章でも取り上げる）。

人間が大きな脳を持つようになった理由

人間が大きな脳を持つようになったのは、抽象的思考のためだというのが、これまでの通説だった。抽象的思考のおかげで、私たちの祖先は農業や数学やエンジニアリングを発達させ、人間の生存を脅かすいろいろな問題をうまく解決してきたというわけだ。ところが最近では、人間が大きな脳を持つようになった理由を、社会的認知能力——他者と交流し、うまくつき合っていく能力——を高めるためと考える専門家は多い。長い間、頭のいい人間とは、優れた分析能力の持ち主を指すと思われてきたが、進化的な観点から言えば、本当に頭のいい人間とは、相手の心の状態を読み取り、他者と協調できる社会的能力に優れた人を指すのかもしれない。

それでは、私たちの脳は他の動物と比べてどのくらい大きいのだろうか？　人間の脳の重さは約1300グラムだが、バンドウイルカは4200グラム、クジラにいたっては9000グラムもある。一般的にからだが大きいと脳も大きいが、なかにはからだのサイズに比べて大きな脳を持つ動物もいる。そこで、からだの大きさが違う動物どうしで脳の大きさを比較するために専門家が用いるのが、「脳化指数」である。具体的には、脳の重さを体重の4分の3乗で割った数字を指す。この指数の大きさは、知性を発達させるといった脳の余分な能力を表すと考えられている。そしてこの指数によれば、人間の脳は間違いなくヘビー級の

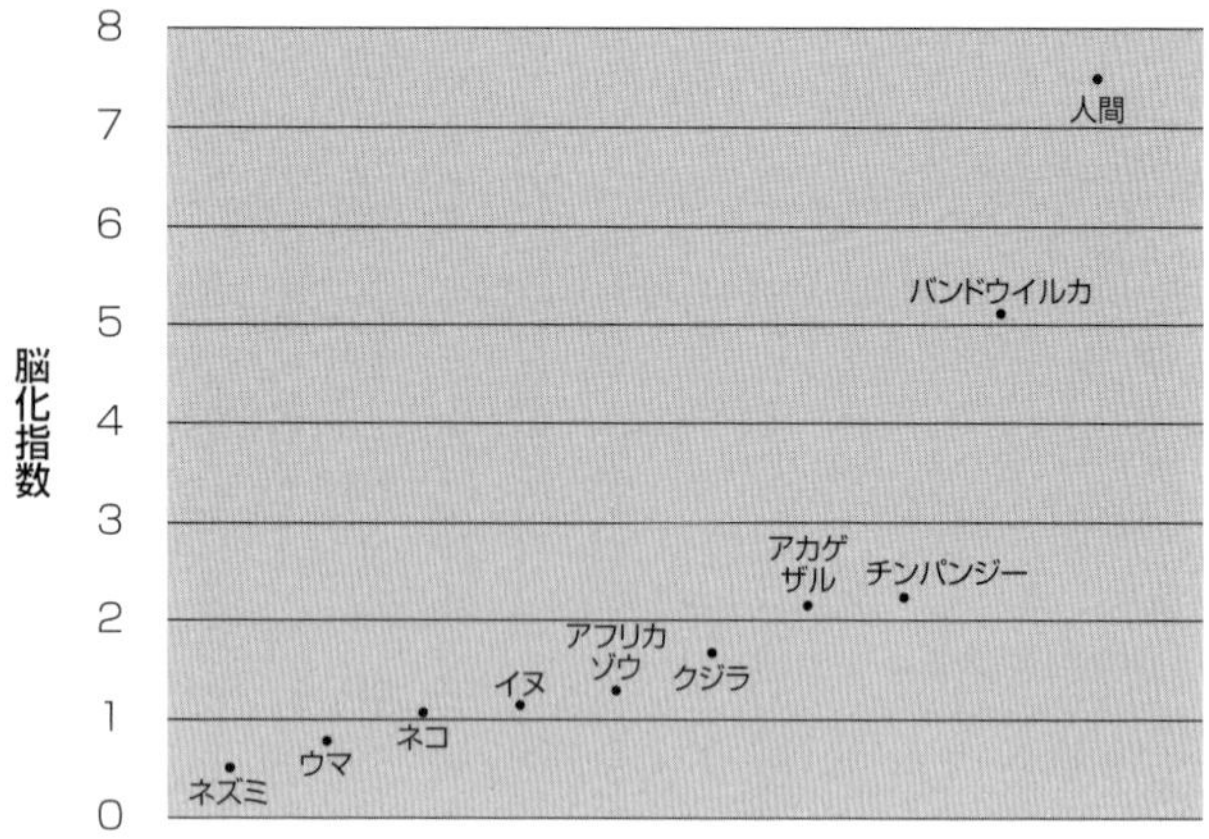

図4　動物の脳化指数

（出典：Roth, G., & Dicke, U. (2005). Evolution of the brain and intelligence. *Trends in Cognitive Sciences*, 9(5), 250-257.）

チャンピオンだ。人間の脳化指数はバンドウイルカの1・5倍、チンパンジーやアカゲザルの4倍近くにもなる（図4）。同じ傾向は、前頭前皮質などの大脳の新しい領域にも当てはまり、人間の前頭前皮質は他の動物と比べても飛び抜けて大きい。

それではなぜ、人間の脳は他の動物と比べて大きくなったのか？　人間は、脳にエネルギーを送るために生きていると言っても過言ではない。全体重に占める成人の脳の割合は約2％に過ぎないのに、脳はからだ全体の約20％ものエネルギー量を消費する。胎児の脳は、全代謝量の60％ものエネルギーを消費し、生後1年はその状態が続く。ようやく大人と同じ程度の20％に落ち着くのは、生後数年も経ってからである。

脳のサイズを大きくするという選択によっ

て、進化は生存と生殖の問題に対処してきた。私たちの祖先は、少しでも栄養価の高い果実や肉を見つけ出し、敵や獣から身を守り、我が子の安全を確保しなければならなかった。となると、そのような厳しい条件下で生き延びるために、大きな脳は、私たちにどのような能力を提供してきたのだろうか？　専門家は次の3つの仮説を指摘する。

第1の仮説は、「個人の問題解決能力」である。私たち人間は問題を解決するのがうまい。冷蔵庫の余り物を使ってどんな夕食をつくるのか。どうしたら表計算ソフトをもっと使いやすくできるのか。程度の差はあっても、霊長類はみな工夫をする。脳が大きければ、きっと頭が良くなり、いろいろ学び、問題もうまく解決できるはずだ。ところが、この仮説は正しくない。

第2の仮説は、「他者の真似《まね》をする、個人の社会的学習能力」である。種としての人間は解決策を考え出すのがうまいにしろ、一人ひとりはそうでもない。たとえば息子のイアンは4歳の頃からビデオゲームに夢中だが、息子に解けない難問は、当然ながら私とナオミの担当になる。だが私たちにも解けない問題がある。その難問を解くには歳を取り過ぎたというわけだろうが、結局は仕方なく、どこかの天才少年がユーチューブに投稿した「完全攻略ガイド」のお世話になるしかない。

言い換えれば、人間が他の種よりも優れているのは、全員の問題解決能力が優れているからではなく、実際はひとりか数人（ビデオゲームの天才少年）が解決策を編み出し、残りの人間はその真似をするか、彼らに教えてもらって解決策を身につけるからである。そこで、私たちの脳が大きく発達したのは、他者の真似をするか社会的学習能力を高めるためではないかという仮説が成り立つ。ところが、この説もまた正しくないのである。

そして第3の仮説が、「互いにつながり、協力し合う能力」である。たとえば家を建てたい時、あなたならどうするだろうか？　自分ひとりで建てるよりも、誰かと協力し合い、仲間の助けがあったほうが、丸太を切り出すのも運び出すのもずっと楽なはずだ。社会の根底にあるのは「私の家を建てる時に手伝ってくれるのなら、私もあなたが家を建てる時には手伝いますよ」という暗黙の了解だ。そうすれば、みなが満足のいく家を持てる。協力し合って問題を解決するのは、人間以外の霊長類も同じである。

１９９０年代初め、進化人類学者のロビン・ダンバーが驚くような説を発表した。霊長類の新皮質が大きくなった理由は、「大きな群れで暮らし、活発な社会生活を送るためだ」というのだ。新皮質とは哺乳類になって出現した、大脳の表面を覆う新しい皮質状組織である。そして、その新皮質の大きさが、脳のそれ以外の大きさに占める割合を「新皮質比」と呼ぶ。ダンバーは、新皮質比と群れの規模との間には相関関係があり、新皮質比が大きければ大きいほど、群れも大きいという事実を発見したのである。

新皮質比に基づいて、ダンバーがそれぞれの霊長類にとってまとまりのある群れの最大数を導き出したところ、人間の場合はだいたい１５０人だとわかった。これは「ダンバー数」

と呼ばれ、人間が古代からほぼ150人の群れで暮らしてきたという事実とも一致する。紀元前6000年頃からつい18世紀頃まで、村はほぼ150人規模で成り立ってきた。古代ローマでも現代でも、軍隊の戦略的部隊はほぼ150人規模で構成される。

私たちが社会的であるのは、偶然大きな脳を持ったからではない。進化の過程で大きな脳を獲得してきたからこそ、私たちはお互いにつながり、協力し合い、より活発な社会生活を営めるのである。

群れで暮らすメリットとデメリット

大きな群れで生活すると、どんな利益があるだろうか？　なぜ進化は、脳を大きくしてまで群れの規模を大きくしたのだろう？　大きな群れで暮らせば、敵からうまく身を守ったり、協力し合って獣を追い払ったりできる。自分がいつ餌食《えじき》になるかと怯《おび》えながら食料を探すのは、大変なうえに危険でもある。だが群れで協力し合えば、敵や獣に目を光らせながら食料も探し出せる。これは大きな利益に違いない。

一方でマイナス面もある。食べ物と求愛相手をめぐって、群れのなかで競争が激化するからだ。ひとりで暮らせば、自分で探した食べ物はすべて自分のものだ。だが群れが大きくなればなるほど、食べ物を盗まれる可能性は高くなる。優れた社会的能力を持つ霊長類はこのマイナス面を補うために、群れの仲間と同盟関係を結ぶ。

こんな例で考えてみよう。スミスとジョンソンという2頭のチンパンジーがいる。ジョンソンは序列が低く、しょっちゅうスミスにいじめられている。だが、もしジョンソンがもっと序列の高いブラウンと同盟を結べば、ジョンソンはブラウンによって身を守ってもらえる。それはまたブラウンにとっても有利に働く。なぜなら、毛づくろいといった世話をジョンソンから受けられるからである。

このように、チンパンジーの世界でもいろいろな社会的力学が働く。3頭がそれぞれ、自分にとって最大の利益を生む同盟関係を結ぶためには、群れのなかの情報に通じていなければならない。自分と相手の序列はもちろん、相手どうしの序列も頭に入れておく必要がある。5頭のチンパンジーの群れであれば、10通りのペアの組み合わせがある。15頭の場合には、100通りもの組み合わせが成り立つ。45頭になれば、1000通り近い組み合わせが可能だ。そしてダンバー数の150頭の群れでは、ペアの組み合わせは実に1万通りを超える。だからこそ大きな脳が役に立つ。群れで暮らす利益はたしかに多いが、マイナス面も多い。そのマイナス面を避けるためには、正しい同盟関係を結ぶ方法をわかっていなければならない。つまり、社会的情報を把握するいろいろな能力が求められるのだ。

人間の場合も同じである。博士号の取得を目指す大学生が有名な研究室に応募する時には、推薦状がものを言う。私がよその教授から推薦状を受け取った場合、問題は内容――どれも判で押したように「彼は非常に優秀な学生です」と書いた文面――ではなく、誰がそれを書いたかにある。推薦状を書いたのが、私と同じ社会神経科学者か感情神経科学者であれば、推薦状は大きな意味を持つ。なぜなら次の学会で顔を合わせた時に、相手の教授は私に対して、その学生を推薦する説明責任を負うからだ。ところが人類学といった違う分野の教授の場合には、私に直接会って、その学生の優秀さを保証する責任を負わない。そのため、いくらでも素晴らしい（無責任な）推薦状が書ける。だからこそ私にとっては、同じ専門分野の教授が書いた推薦状のほうが重みを持つ。結論を言えば、将来、どの研究室に入ろうかと考えている大学2年生は、自分が博士号を取得したい研究室の教授が、自分の卒論の指導教授をどう評価しているかを見極めておかなければならない。そのためには複雑な社会的認知能力が必要だろう。

充実した毎日を送るためには、複雑な社会的ネットワークの海を泳ぎ渡っていく必要がある。霊長類の脳が大きく発達したのは、いろいろな社会的問題を解決する脳組織を持ち、群れで暮らすマイナス面を最小限にし、プラス面から最大の利益を引き出すためなのだ。

第Ⅱ部　つながる脳

3

壊れたハートと折れた脚

社会的苦痛と身体的苦痛は、同じ脳神経メカニズムを共有している

コメディアンのジェリー・サインフェルドは、よくこんなジョークを飛ばした。「ある調査によると、人がいちばん恐れているのは人前でのスピーチ。2番目が死。あなたもそうかな？　ってことは、葬式に行った時に、弔辞《ちょうじ》を読むくらいならいっそ棺桶に入ったほうがマシってわけだ」。人が恐れるもののトップ10は、だいたい次の3つのカテゴリーに分けられるという。「からだの痛みや死」「愛する者との別れ」「人前でのスピーチ」の3つである。

しかし、「人前で話す」という体験のどこがそれほど怖いのだろう？　私たちは家族や友だちと話す時には特に緊張しない。となると、私たちを不安にさせるのはどうやら「話す」という部分ではなく「人前で」という部分にあるらしい。スピーチの内容をど忘れしたばかりに、馬鹿なヤツだとか駄目な人間だと笑われたくはない。言い間違えたせいで、後でから

かわれたり、仲間はずれにされたくはないのだ。

あなたにとって人生で最もつらかった体験は何だろうか？　脚を骨折したり、階段から転げ落ちたりした時だろうか？　それとも恋人に振られた、愛する者と死別した、おおぜいの前で恥を掻《か》かされたといった〝社会的苦痛〟を感じた時だろうか？　それにしても私たちはなぜ、「人や集団とのつながりが脅かされたり、きずなが断たれたりして」つらい気持ちを味わう時にも、「痛み」や「苦痛」という言葉を使うのだろうか？　それは、社会的な苦痛を感じた時にも、私たちの〝脳〟が、からだの痛みを感じた時と同じように反応するからである。

マズローの間違い

それではなぜ、私たちの〝脳〟は恋人に振られた時にも、脚を骨折した時と同じように痛みを感じるようにつくられたのだろうか？　その理由は、人間に高い知性を授けるために、進化が私たちに大きな脳を与えたからである。からだのサイズに比べて脳が大きければ大きいほど、知性も高くなる。だが、頭の大きな赤ん坊を出産するのは大変だ。産道を比較的通りやすい胴体と違って、頭は産道を通り抜けるのがやっとである。女性の骨盤のかたちを考えれば、ある程度まで脳が発達したら、胎児は生まれなければならない。脳が大きくなり続けたら、出産できなくなってしまうからである。

新生児の脳の大きさは、成人の脳の4分の1しかない。そのため、生まれた後で大きく発達する必要がある。脳が完全に発達していない新生児は、とてもひとりでは生きていけず、無力な状態がその後何年も続く。それどころか、人類ほど未熟な期間が長い哺乳類もいないのだ。実際、人間の前頭前皮質がようやく発達し終えるのは、20代になってからなのだ（未熟な状態が20年以上も続くと知って、喜ぶ親も多いのではないだろうか！）。程度の差はあれ、他の哺乳類もやはり未熟なままで生まれる。この特徴は、最初の哺乳類が登場した2億5000万年前にまでさかのぼる。そしてそれこそが、私たちを今日のような社会的な動物にした、そもそもの始まりなのである。

1943年、心理学者のアブラハム・マズローは、人間の欲求を5段階のピラミッドで表す「マズローの欲求5段階説」を発表した（図5）。その考えによると、ピラミッドの底辺にあるのは、人が生きていくために欠かせない水や食べ物や睡眠といった「生理的欲求」である。この欲求が満たされると、人はもう1段上の欲求に向かう。つまり、身の安全や健康、経済的安定を求める「安全の欲求」である。このふたつは人間にとって基本的な欲求であり、誰もこれらなしには生きていけない。一方、ピラミッドの上部3つを占める「社会的（愛と帰属の）欲求」「承認の欲求」「自己実現の欲求」は、満たされれば非常に満足といった欲求である。たとえば、ピラミッドの底辺ふたつの欲求が満たされると、次に「社会的（愛と帰属の）欲求」が現れる。これは、「自分が社会に必要とされたい」「人や集団に受け

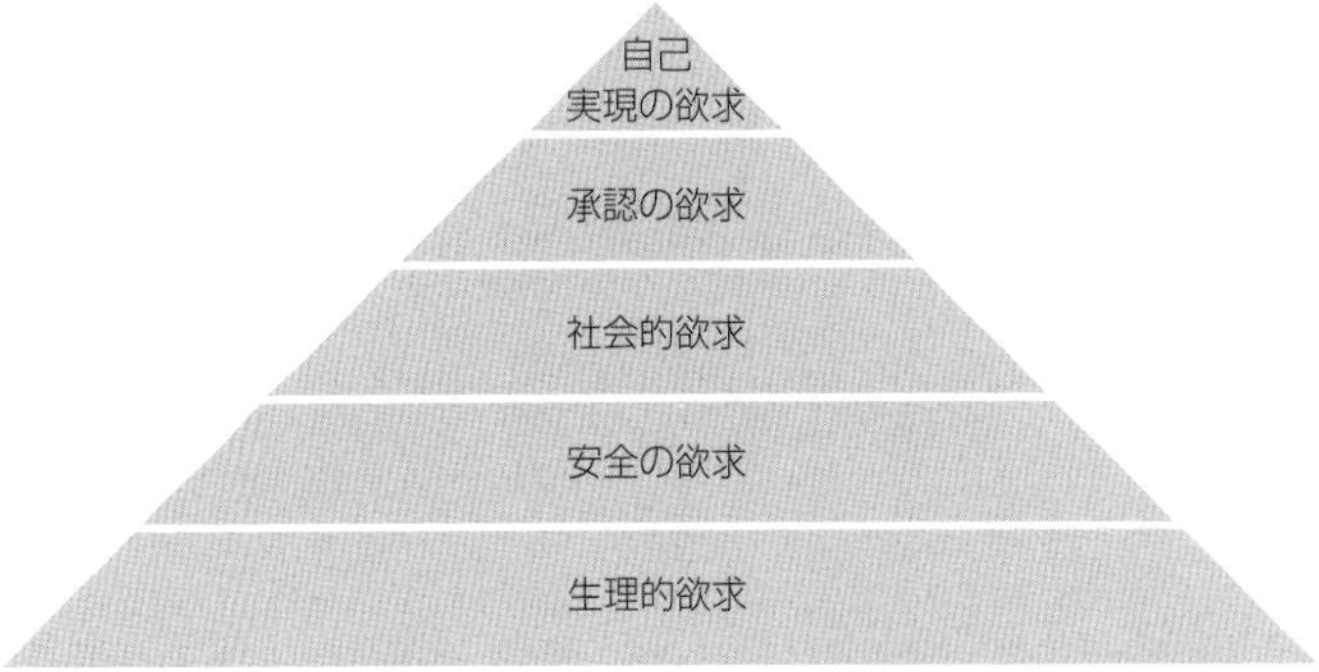

図５　「マズローの欲求５段階説」
（出典：Maslow, A. H. (1943). A theory of human motivation. *Psychological Review*, 50(4), 370.）

入れられ、どこかに帰属していたい」という欲求である。そして第４の欲求が「承認の欲求」だ。「自分が人や集団から価値ある存在と認められ、尊敬されたい」という欲求を指す。最後にピラミッドのいちばん上にあるのが「自己実現の欲求」である。これまでの欲求がすべて満たされたうえで、「自分の能力や可能性を最大限に発揮して、創造的な活動をしたい」という欲求である。マズローは、これらの５段階をすべて実現した人を「自己実現者」と呼んだ。

さて、このマズローのピラミッドを乳児にも当てはめてみよう。乳児にも水や食べ物や安全が必要だ。だが未熟な状態で生まれた乳児は、自分ひとりではこれらの欲求を満たせない。そのため、生まれた瞬間から哺乳類の赤ちゃんにとって必要なのは、「生理的欲求」と「安全の欲求」とを満たしてくれる養育者の存在である。そうであるならば、マズローのピラミッドは間違っている。乳児にとって最も重要なのは「社会とつながり、誰かに世話をしてもらう」という欲求だからだ。つまり、ピラミッドの底辺は「生理的欲求」ではなく、「社会的（愛と帰属の）欲求」でなければならない。母親であれ、それ以外の養育者であれ、自分の世話をしてくれる誰かにその欲求を満たしてもらわなければ、乳児は生き残れない。

人はつながりを渇望する。なぜならつながりは、私たちが生き残るうえで最も基本的な欲求と深く結びついているからである。

からだの痛みと失恋の痛み

「先生、彼に振られて胸が張り裂けそうなんです。なんとかしてください」。そう訴える若い女性に、ある医師が答えた。「1日2錠、頭痛薬を飲んで、1ヵ月後にまた来てください」。もちろん、これは実話ではない。失恋の痛みに頭痛薬を処方する医師はいないだろう。だが、この話を単なるジョークとして捉える時、私たちは失恋の痛みとからだの痛みとを、まったく別の種類の苦痛と考えている。

それでは、失恋した時に感じるような社会的苦痛を、私たちはどう捉えているのだろうか？「失恋で胸が張り裂けそうなんです」という言葉が喩えなのは、誰でもわかっている。私たちは社会的苦痛を〝リアルな〟痛みとは考えない。苦痛という言葉を、単なる比喩に過ぎないと思っているのだ。

一方、リアルな（つまりからだの）痛みは時に耐え難いほど不快な現象であり、私たちの生存にとって極めて重要な役割を担う。生存のための物理的欲求が満たされないと、私たちは苦痛を感じる。食べ物がないとお腹が空《す》き、そのつらい状態に耐えきれずに食べ物を探そうとする。あるいは怪我《けが》をするとからだが痛み、その苦痛を癒《いや》すために安全な場所を探して、からだを休めようとする。からだの痛みは、このように強力な動機となって働くのだ。

物理的欲求と同じように、社会的欲求、すなわちつながりも、私たちが生き残るための基本的な欲求であるならば、つながりが断たれて社会的欲求が満たされない状態を、私たちはやはり痛みとして体験するはずである。神経科学者のポール・マクリーンも述べている。「分離の感覚は哺乳類に非常な苦痛を与える」と。それでは、怪我をした時に感じるからだの痛みと、恋人に振られた時に感じる心の痛みとは果たして関係があるのだろうか？

私と妻のナオミはほぼ10年にわたって、社会的苦痛について研究してきた。恋人に振られた時の心の痛みが、からだの痛みと同様に、一種のリアルな苦痛であるという点について、これからの十数ページを使ってうまく説明したいと思っている。ところが本音を言えば、今《こん》日《にち》でもなお、私自身がまだ完全には納得しきれない部分もあるのだ。なぜなら身体的苦痛と社会的苦痛とは、まったく違う種類の痛みに思えるからである。からだが痛むたびに、私はその箇所を指し示せる。だが社会的苦痛を感じた時には、いったいどこを指し示せばいいのだろう？

実際には、からだの痛みは、私たちが思っているほど身体的な体験ではない。催眠術や偽薬《プラシーボ》の力を借りれば、痛みの感じ方は劇的に変わる。麻酔を用いずに催眠術だけで手術を受けた患者が、まったく痛みを感じなかったという報告もある。「すごく痛いに違いない」と不安がっていると、痛みをより強く感じてしまう。からだの痛みは、私たちが考える以上に心理的要素が大きいのである。

その反対に、心理的な痛みや体験も、実際は私たちが思っている以上に身体的な体験である。なぜなら、あらゆる心理的な体験の根底には、脳の物理的なプロセスがあるからだ。瞑想で得られる心の平穏は、脳とからだで起きている生化学的および神経認知的プロセスの結果である。錠剤が感情を生み、多幸感を誘発する（合成麻薬のＭＤＭＡがそうだ）。脳のセロトニンだけを消失させる飲み物を飲むと、人は侮辱に敏感に反応するようになる。痛みや感情やあらゆる体験は、心理的プロセスと身体的プロセスとが同時に発現したものなのだ。

そのような考えに立つと、社会的苦痛のような抽象的な痛みが、脳の視点から見た場合には、身体的苦痛と同じくリアルな痛みであるという可能性がないわけではない。私は何も、身体的苦痛と社会的苦痛とがまったく同じ痛みだと言いたいのではない。私が言いたいのは、身体的苦痛がリアルな痛みであるように、社会的苦痛もリアルな痛みだという点である。その点を理解するかしないかで、社会的苦痛の捉え方が大きく変わってしまう。

社会的苦痛と身体的苦痛の類似性を示す例のひとつが、痛みの表現方法だろう。恋人に振られた時、私たちはからだの痛みを表す言葉を使って心の痛みを表現する。「胸が張り裂けそうだ」「彼女に振られて、腹に強烈なパンチをくらった感じだよ」などと私たちは言う。だがそのような表現は、脳の視点から見た場合には、単なる比喩ではないのかもしれない。

「愛されたい」という欲求の根源

哺乳類の赤ちゃんが、自分の世話をしてくれる養育者と離れた時に示す〝分離苦痛〟も、社会的苦痛がリアルな痛みである証拠だ。赤ん坊を育てた経験のある人なら誰でも、母親がそばを離れた際に子どもが激しく泣き叫ぶ様子を覚えているだろう。

１９５０年代、心理学者のジョン・ボウルビィが「愛着理論」を発表した。愛着とは、赤ん坊と養育者との間で結ばれるきずなを指す。そして愛着理論とは、泣いたり、まとわりついたりして愛着を求める乳幼児の欲求に養育者が積極的に応《こた》えることで、ふたりの間に強いきずなが結ばれるという考え方である。ボウルビィによれば、乳幼児は生まれ持った〝愛着システム〟によって、常に養育者との距離を監視し、愛着関係が脅かされるとすぐに警報を鳴らすという。警報は内面的には〝不快な痛み〟となり、外面的には〝分離苦痛の泣き声〟となって現れる。そして、激しい泣き声を聞いた母親を急いでそばに呼び戻すのだ。

この時に赤ん坊が体験する分離苦痛は、明らかに社会的苦痛であり、周囲に対するシグナルでもある。もっとも、子どもと養育者とがトランシーバーのように相互につながっていなければ、愛着システムは作動しない。しかも成人するのに伴い、このシステムが衰えてしまえば、たとえ我が子の泣き声を聞いたとしても、母親は何の反応も示さないかもしれない。だが乳幼児期に私たちを大泣きさせたこのシステムは、のちに成人した私たちを、泣きわめく我が子の元へと走らせる。愛着システムは失われない。生涯にわたって空腹の苦痛を克服できないように、分離や拒絶の苦痛も克服できないのだ。

人間は生涯を通して、つながりを求める。養育者とのつながりは、乳児にとって生き残りをかけた欲求である。だがその代償として、私たちは「愛されたい」という欲求を命尽きるその日まで持ち続ける。私たちが生涯を通して味わう社会的苦痛は、すべて乳児の頃の生き残りをかけた欲求から生まれたものなのだ。

針金製の母親とタオル製の母親

1950年代、心理学者のハリー・ハーロウが子ザルの愛着行動を調べる実験を行った。生まれたばかりの子ザルを母親ザルから引き離して、研究室で人工的に育てたのである。彼は、ふたつの〝代理母ザル〟をこしらえた。一方の代理母を針金でこしらえ、ミルク入りの哺乳瓶を胸のあたりに取りつけた。もう一方の代理母は、角材をスポンジゴムで巻き、さらにその上からふわふわのタオルで覆ったが、哺乳瓶は取りつけなかった。そしてふたつをケージのなかに並べて、子ザルがどちらの代理母に愛着を示すかを観察したのだ。栄養を与えてくれる代理母か、それとも本物の母ザルのような感触を持つ代理母か？　結果は思いがけないものだった。生まれてまもない子ザルは、一日のうちの約18時間をタオルでできた母ザルにしがみつき、ミルクを飲む時以外は針金の母ザルには近づこうとしなかったのである。この実験は、乳児が母親にしがみつくのは食べ物を与えてくれるからだ、というそれまでの学説を覆《くつがえ》した。子ザルは、より本物の母ザルの感触に近い代理母に愛着を示したのだ。

その後、いろいろな哺乳類でも、愛着行動と分離苦痛による鳴き声が確認された。分離はコルチゾールの分泌を促す。このストレスホルモンは、社会性が育たない、集団になじめないといった社会的障害や認知障害を引き起こす。5歳以下の子どもが、長引く入院生活のせいで両親と引き離されて育つと、将来、問題行動を起こしたり、読み書きの能力が発達しなかったりする。幼少期のストレスは、感情や行動を抑制する脳の領域に影響をもたらしやすいのだ。

1978年、感情神経科学者のジャーク・パンクセップは、「社会的愛着は身体的苦痛系に便乗し、オピオイドによって機能する」という説を発表した。身体的苦痛系とは、からだの痛みを感じた時に活性化する脳の領域である。またオピオイドとは脳の天然の痛み止め《ナチュラル・ペインキラー》であり、これが生成・放出されると苦痛が和《やわ》らぐ。だからこそ代表的なオピオイドであるモルヒネは、強力な鎮痛剤として作用し、依存性も高い。パンクセップは、動物の母子に見られる愛着行動とドラッグとの類似性を指摘する。動物の母子を分離すると、ドラッグを中止・

減量した時の離脱（禁断）症状のような苦痛を引き起こす。その一方で、母子を再び引き合わせると、双方のつながりが痛み止めのように作用して苦痛が和らぐ。しかも両者の間には、依存と呼ぶにふさわしい満ち足りた愛着関係が存在する。

パンクセップは、社会的苦痛とオピオイドとの関係を子イヌのグループで試した。通常であれば、親から引き離された子イヌは分離苦痛の鳴き声をあげる。ところがモルヒネを与えた子イヌは、ほとんど鳴き声をあげなかったのである。さらに言えば、分離後に再び母子を会わせると、母イヌと子イヌの両方でオピオイドの分泌量が増した。つまり、身体的苦痛を和らげるモルヒネのような神経化学物質は、母子の分離苦痛のような社会的苦痛をも和らげる効果があるのだ。この実験結果は、「身体的苦痛と社会的苦痛とを脳が同じように扱う」という仮説を、初めて裏づけた有力な証拠と言えるだろう。

前帯状皮質と「苦痛」

「体育の授業でふたつのチームに分けた時、最後までどちらのチームにも選ばれなかった」「恋人に棄《す》てられた」「愛する伴侶を失った」……。このような社会的苦痛の体験が脳の領域にどのように現れるのかについて、私とナオミはｆＭＲＩを用いた実験を行った。

社会的苦痛と身体的苦痛との関係を調べるために、私たちが注目したのは背側前帯状皮質《はいそくぜんたいじょうひしつ》（ｄＡＣＣ）と、前部島《とう》皮質（ＡＩ）である（図6）。帯状皮質は、大脳の内側面において

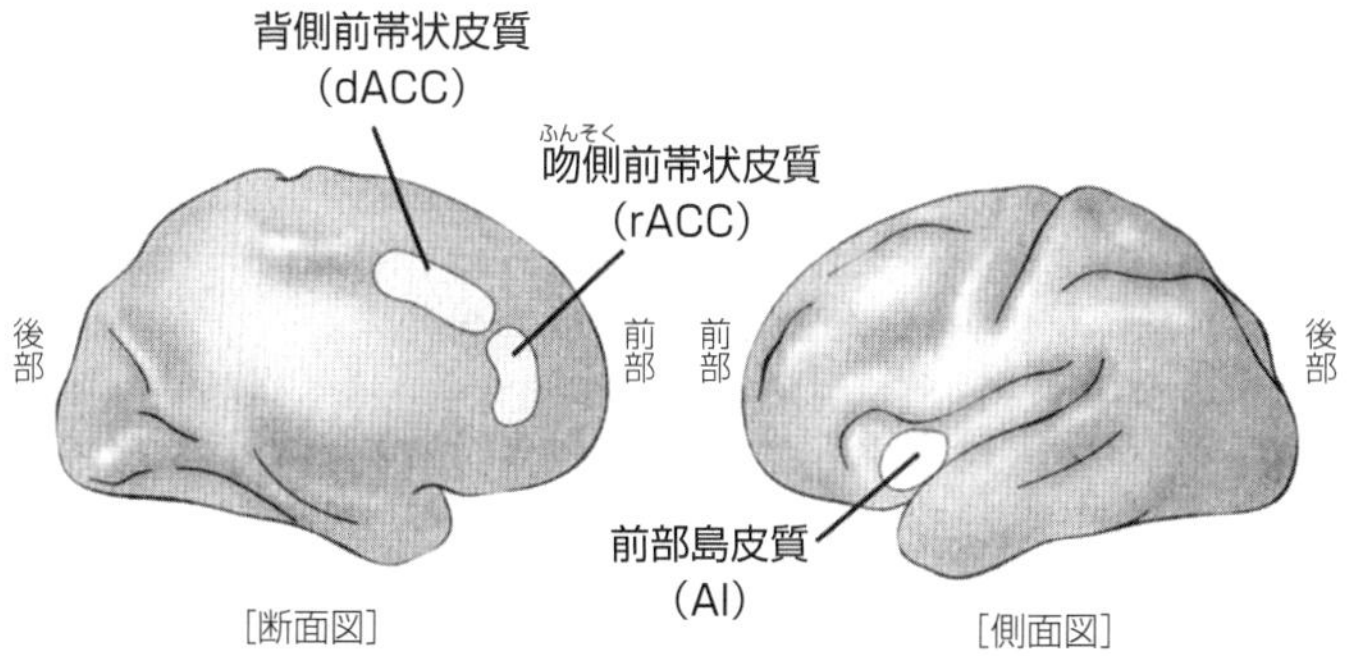

図6　背側前帯状皮質、吻側前帯状皮質、前部島皮質の位置

脳梁《のうりょう》を取り巻く襟《えり》のようなかたちをした領域であり、背側前帯状皮質は、帯状皮質前部の上側の部位を指す(背側は「上」の意味)。一方の島皮質は、前頭葉と側頭葉を分ける外側溝《がいそくこう》(深い溝)の奥に位置する。

私たちが前帯状皮質(ACC)に、それも特に背側前帯状皮質に焦点を絞った理由は4つある。第1に、前帯状皮質が哺乳類と爬虫類《はちゅうるい》とを分ける領域だからだ。哺乳類にしか見られない愛着行動や社会的苦痛が、爬虫類にはないこの領域と関係があると考えるのは理にかなっているだろう。第2に、脳のなかでオピオイド受容体の密度が最も高いのも、この領域である。第3に、背側前帯状皮質が身体的苦痛に重要な役割を果たしているという事実が、すでに実験で確認されていたからである。第4に、ここが人間以外の哺乳類においても、母子の愛着行動と関係のある領域だからだ。それでは最後のふたつについて詳しく見ていこう。

この20年で、人間の脳が痛みを処理するプロセスが明らかになってきた。〝痛みを知覚する〟脳の領域と、その痛みを〝つらいと感じる〟領域とは別である。痛みを知覚する領域は、その痛みがからだのどこで生じて、どのくらい痛いのかを教えてくれる。その役割を担うのが、脳の後部に位置する体性感覚皮質と後部島皮質だ。体性感覚皮質には、脳と内臓を除いたからだの各部分に対応する地図があり、自分がからだのどの部分に痛みを感じるのかを教えてくれる。また、後部島皮質は内臓や内部器官の痛みに対応する。一方、脳の前部に位置する背側前帯状皮質と前部島皮質は、私たちが痛みを〝つらい、煩《わずら》わしいと感じる〟領域である。

私たちは普段、痛みをひとつの感覚として体験する。だが実際、痛みはいろいろな要素で成り立っている。それは脳が生み出す巧妙な錯覚だ。たとえば道路を横切る人を目で追うといった比較的単純な体験も、複数の脳の働きから成り立っている。ところが、それが意識に届く時には統合され、ひとつのまとまったできごととして知覚されるのだ。

背側前帯状皮質と体性感覚皮質が痛みについて、まったく異なる機能を担っているという事実が明らかになったのは、1950年代に、難治性の痛みを抱えた患者に「帯状皮質切除手術」が行われるようになってからである。背側前帯状皮質の一部を外科的に切除するか、周囲の領域と切断するこの手術は、慢性的な痛みに悩まされる患者に驚くような効果をもたらした。手術を受けた後も、患者は手術前と同じように痛みを感じ、どの部分がどのくらい痛いのかを感じた。ところが彼らは、その痛みを「つらくない」「それほど煩わしくない」

「まったく気にならない」と答えたのである。帯状皮質切除手術を行って、痛みを〝つらいと感じる要素〟を取り除けるのであれば、背側前帯状皮質が、痛みのつらさを感じる領域だと推測しても差し支えないだろう。

一方、脳卒中によって右の体性感覚皮質（左半身の感覚に対応する）に障害が起きた患者には、帯状皮質切除手術を受けた患者とは逆の症状が現れたのである。左腕に痛みの刺激を与えると、その患者は肩と指先の間のどこかで〝明らかに不快な感覚〟を覚えるのだが、痛みの生じる箇所を特定できないという。しかも、痛みの感覚——熱いのか、冷たいのか、針がチクッと刺さった感じなのか——も言い表せなかった。体性感覚皮質と背側前帯状皮質との違いは、読書に喩えるとわかりやすいかもしれない。体性感覚皮質は本の種類（SFなのかミステリーなのか）とあらすじの理解を助けるが、背側前帯状皮質は読後に抱く感想と関係がある。このふたつがまったく別の体験だと実感できるのは、時が経ち、話のあらすじを忘れてしまった後でも、その本に感動した体験自体はよく覚えているからである。

前帯状皮質と「愛着行動」

前帯状皮質は、母子の愛着行動にも大きな役割を果たす。哺乳類の子どもは養育者を呼び戻すために、苦痛の鳴き声をあげる。ところが爬虫類は分離苦痛の鳴き声を——それを言うならどんな声も——あげない。親の注意を惹こうとして鳴き声をあげれば、爬虫類の子どもは親に食べられてしまうかもしれないからだ。それに対して、哺乳類の鳴き声は養育者の世話を求める〝ディナーベル〟である。

神経科学者のポール・マクリーンは、内側《ないそく》前頭皮質（前帯状皮質を含む領域）のいろいろな部位を切除すると、群れから引き離されたリスザルの鳴き声にどのような影響を及ぼすかを調べた。すると、背側前帯状皮質を切除した時だけ、リスザルは分離苦痛の鳴き声をあげなかった。それでは、その領域に電気的な刺激を与えると、サルは苦痛の鳴き声をあげるのだろうか？　結果はまさにその通りで、別の実験で背側前帯状皮質に電気的な刺激を与えたところ、アカゲザルは社会的苦痛を訴える鳴き声をあげたのである。

以上のような実験から、背側前帯状皮質を損傷すると、養育者を呼び戻し、愛着関係を結ぶ子どもの能力が大きく損なわれるとわかった。群れから引き離されても大声で鳴かない子どもは、世話をされずに放っておかれる可能性が高い。

では反対に、母親が背側前帯状皮質を損傷した場合には、子を育てる能力にどのような影響を与えるだろうか？　それを確かめるために、母ラットの背側前帯状皮質を切除した実験を行った。まず、子を産む前の雌《めす》のラットを3つのグループに分け、第1のグループでは母ラットの背側前帯状皮質を、第2のグループでは別の領域を切除する。第3のグループには何もしない。そして子を産んだ後、ラットの母子をケージに入れ、その一部に熱や風を当てて自然界に存在するような条件をつくり出した。それぞれのグループで、子ラットの生存率はどうなっただろうか？

何も処置を施さなかった第3グループの子どもは、生後1週間を無事に生き延びた。たとえばケージの一部に熱風を当てると、母ラットは子を熱風の当たらない場所へと移動させた。背側前帯状皮質以外の領域を切除した第2のグループでも、母ラットはやはり子を守る行動を取ったが、あいにく生き残れなかった子もいた。ところが悲惨な結果が出たのは、背側前帯状皮質を切除した第1のグループである。生後2日間を生き延びた子は、たったの20％に過ぎなかったのである。母ラットは子の面倒を見なかった。ろくに巣もつくらず、子が巣から迷い出た時にも連れ戻そうとはしなかった。熱や風から守ろうともしない。子ラットの生死を分けたのは、母ラットの背側前帯状皮質が損傷しているか、いないかの違いだった。この話を聞いて胸が痛んだならば、大丈夫。あなたの背側前帯状皮質はちゃんと機能している。

＊訳注：脳の場合、外側《がいそく》と内側《ないそく》は必ずしも、脳の外側表面と脳の内部とを指さない。右脳と左脳をつなぐ脳の正中線（中心線）から見て、遠いほうを外側、近いほうを内側と呼ぶ。

ゲーム「サイバーボール」でわかったこと

動物を使った実験はたくさんの知識を与えてくれるが、だからといって、それが人間の場合にも当てはまるとは限らない。２００１年、私とナオミは、パンクセップの子イヌの実験

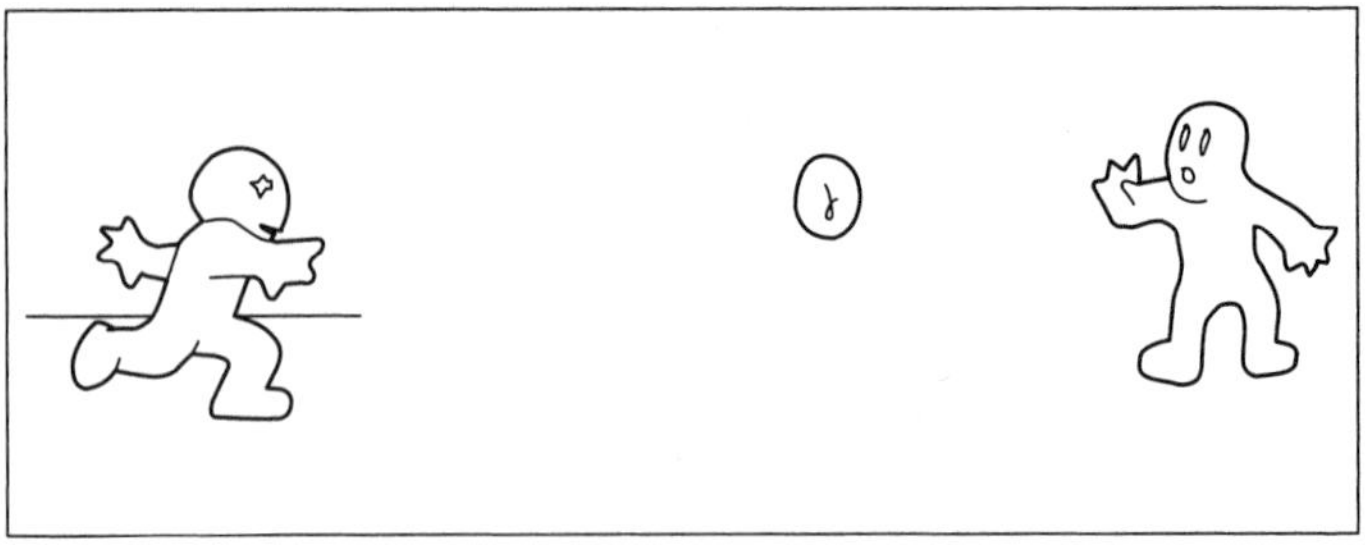
図7　「サイバーボール」

で明らかになったように、人間の脳も「身体的苦痛と社会的苦痛とを同じように扱う」という証拠を掴《つか》もうとした。ところが、うまく証明できる実験方法が思いつかない。

　キップ・ウィリアムズは、社会的拒絶——いじめやのけ者にされるといった体験——について研究している社会心理学者である。彼は「サイバーボール」と呼ばれるゲームを使って、人が仲間はずれにされた時の心理や社会的苦痛について実験していた。サイバーボールでは、被験者はオンライン上でふたりの〝相手〟とデジタルのボールを投げ合う。だが実際、被験者がゲームをする相手は人間ではなく、プログラムされたアバターである（図7）。そしてしばらくすると、その相手は被験者を無視してふたりだけでボールを投げはじめる。それでは、あなたがその被験者だと想像してみよう。それまで3人で楽しくボールを投げ合っていたのに、あなたは突然、仲間はずれにされてしまう。その時に感じるのは紛《まぎ》れもない社会的苦痛である。どんな些細《ささい》な方法にせよ、のけ者にされて傷つかない人はいないだろう。

私とナオミはこの実験にヒントを得て、fMRIのなかに入った被験者にサイバーボールを試してもらった。被験者は、自分も他のふたりの被験者と同じようにfMRIのなかで、オンラインゲームをしていると思っている。ところが実際は、最初から仲間はずれにするようプログラムされたコンピュータが相手である。そして数分後、ふたりの〝プレイヤー〟は、被験者に向かってボールを投げるのをやめる。こうして仲間はずれにされた後、被験者はfMRIを出て別室で質問に答える。彼らはたいてい自分がのけ者にされた話をはじめ、純粋に怒るか傷ついていた。

その後、私たちは、ほぼ1年を費やしてこの実験データを分析していった。ある夜遅く、私とナオミがパソコンでこの実験で得た社会的苦痛のデータを、そしてそのすぐ隣では大学院生のジョアンナ・ジャルコが、彼女の行った実験で得た身体的苦痛のデータを分析していた時である。私たちは、ふたつの実験データが驚くほど似ているという事実に気づいたのである。

第1に、ジャルコの実験で、身体的苦痛を強く感じた被験者ほど、背側前帯状皮質が強く活性化していた。同じく私たちが行ったサイバーボールの実験でも、仲間はずれにされて社会的苦痛を強く感じた被験者ほど、背側前帯状皮質が強く活性化していた。第2に、ジャルコの実験で右の腹外側《ふくがいそく》前頭前皮質（腹側は「下」の意味）が活性化していた被験者は、身体的苦痛をあまり感じていなかった。同じくサイバーボールの実験でも、右の腹外側前頭前皮質が活性化していた被験者は、仲間はずれにされた社会的苦痛をあまり感じてはいなかった。第3に、どちらの実験でも前頭前皮質が活性化していた被験者ほど、背側前帯状皮質は活性化していなかったのである。

ふたつの実験結果は同じ事実を示していた。つまり、苦痛を感じれば感じるほど、背側前帯状皮質が活性化する。このように「身体的苦痛と社会的苦痛の両方で、脳の同じ領域が活性化する」という明らかな証拠を摑んだのは、私たちの実験が初めてである。また身体的苦痛と社会的苦痛のどちらの場合でも、苦痛のつらさを抑制する能力は腹外側前頭前皮質と関係があり、この領域が活性化すると背側前帯状皮質の反応を弱めるらしいとわかった。実際、ふたつのパソコン画面のデータを見比べながら、どちらが社会的苦痛でどちらが身体的苦痛のデータか見分けがつかないくらい、ふたつの実験結果はよく似ていたのである。

身体的苦痛と社会的苦痛というまったく違う種類に思えるふたつの苦痛が、実は同じ脳神経メカニズムを共有し、私たちが考える以上に心理的要素と結びついている。未熟なままで生まれ、常に養育者を呼び戻さなければ生きてはいけない哺乳類は、社会的なつながりが断たれるという脅威に対し、すぐに警報を鳴らさなければならない（その警報は内面的には激しい痛みとなり、外面的には分離苦痛の鳴き声となって現れる）。哺乳類の場合、どうやら脳の身体的苦痛系を社会的苦痛が〝乗っ取った〟らしいのだ。この乗っ取りによって、社会的苦痛は、「基本的欲求が脅かされそうだと知らせる、苦痛系本来の機能」を利用して、未熟な乳児の生存を助けているのだろう。

明らかになった背側前帯状皮質のふたつの機能

サイバーボールの論文を発表すると、新聞やTVから私たちの元に取材の申し込みが増え、この実験はドキュメンタリー番組のなかでも取り上げられた。それでも、私たちの実験結果を信じない専門家は多かった。当時はまだ、身体的苦痛と関係のある背側前帯状皮質が、社会的苦痛とも関係があるとは考えられていなかったからである。

１９９０年代半ばから後半にかけて、ニューロイメージング（神経画像処理技術）を用いた研究が進み、背側前帯状皮質が持つふたつの認知機能が明らかになった。「矛盾の監視」と「エラーの検出」である。

次の単語を声に出して読んでみよう。「now」「how」「cow」「wow」「mow」。最初から「ナウ（今）」「ハウ（どのようにして）」「カウ（牛）」「ワウ（わあ、という叫び声）」と読み続けて最後の単語で一瞬戸惑ったものの、正しく「モウ（刈り取る）」と読んだならば、それが「矛盾の監視」だ（つい「マウ」と読みたい衝動と正しい発音との矛盾に気づいた）。反対に前の単語の発音につられて、うっかり「マウ」と読んでしまい、「ああ、しまった、それじゃ毛沢東《マウツェトン》みたいじゃないか」と気づくのが「エラーの検出」である。

２０００年、神経科学者のジョージ・ブッシュ（もちろん、元大統領とはなんの関係もない）が論文を発表し、矛盾の監視とエラーの検出のような認知プロセスに、背側前帯状皮質が重要な役割を果たしていると主張した。

ところがブッシュの論文は、背側前帯状皮質は情動プロセスとは関係が〝ない〟と断定していたのだ。彼によれば、情動に関係があるのは吻側《ふんそく》前帯状皮質（ｒＡＣＣ。吻側は「前」の意味）だと言うのである。心理学者は長い間、いろいろなプロセスを認知と情動に（「思考」対「感情」というように）分けて考え、お互いを両立しない現象として扱ってきた。だからブッシュの言うように、認知プロセスと情動プロセスを明確に分けて、それぞれを背側前帯状皮質と吻側前帯状皮質とに結びつけるほうが好ましいのかもしれないが、実際はそれほど単純ではないのである。

人間の脳にある警報系

サイバーボールの論文から1年後、私とナオミは背側前帯状皮質の新しい機能モデルについて論文を発表した。そして、この領域が持つ認知機能と情動機能の両方を表すために、背側前帯状皮質を脳の「警報系」と名づけた。「問題を検知し」「警報音を鳴らす」というふたつの機能を持つ領域として、背側前帯状皮質を捉えたのである。たとえば火災警報器は、火災を〝検知する〟と即座に〝警報音が鳴り響いて〟火事を知らせる。そのとき何をしていようと、ブザーを耳にしたとたん、私たちはその行動を改める（「火を消す」「焦げないようにハンバーグをひっくり返す」など)。まさに情動が果たす役割も、この警報音と同じである。熱さの〝痛みを感じる〟からこそ、私たちはストーブから手を引っ込める。仲間はずれにされて〝心が痛む〟からこそ、他者とつながろうとする。

背側前帯状皮質が持つ矛盾の監視とエラーの検出機能は、私たちのいろいろな情動を引き出す。ところが背側前帯状皮質の認知機能は認めても、情動的な機能を認めない研究者が多いのは、この領域の情動的な反応について、これまで誰も測定してこなかったからではないか?

そこで私とナオミ、当時はまだ大学院生だったボブ・スパントは、fMRIを用いて背側前帯状皮質の情動的な反応を測定する実験を行った。スパントが選んだのは、矛盾の監視とエラーの検出を行う単純な「ストップ・シグナル課題」である。

この実験では、コンピュータ画面に右か左を向いた矢印が現れる。被験者はその矢印と同じ向きの矢印がついた、キーボードのキーをできるだけ速く叩かなければならない。矢印は1秒にひとつのペースで現れるため、それほど難しくはない。ところが16回のうちの4回は、画面に矢印が現れた直後に〝ストップ・シグナル音〟が鳴る。このブザーが鳴った時だけ、被験者はどちらのキーも叩いてはならない。つまり被験者は、キーを叩こうとする動きを瞬時に止めなければならないわけだ。最初のうち、ブザーは画面に矢印が現れた0・25秒後に鳴る。このタイミングで被験者がまだ余裕をもって動きを止められるならば、やがてブザーが鳴るタイミングが徐々に遅くなる。そのうち、否《いや》が応《おう》でもキーを叩いてしまう。被験者がうまくやればうまくやるほど、難度はあがっていく。私も試してみたが、まったくイライラさせられた。そしてそれこそが、この実験の目的なのだ。

1セット（4回のストップ課題を含む16回）が終わると、被験者は「どのくらい苛立《いらだ》ちや不安を感じたか？」と訊《き》かれる。ストップ課題をいっさい含まないセットもあり、被験者はまた、次のセットがどちらのバージョンかも必ず教えてもらえる。

実験の結果、被験者が思わずキーを叩いた時には背側前帯状皮質に強い反応が現れた。スパントはまた、1セットが終わるたびに、失敗をして苛立ちを強く感じた被験者の脳が、より強く活性化していた領域を調べた。課題の難度はそれほど変わらないのに、被験者が「とりわけ苛立ちを感じた」と報告したセットでは、イライラすればするほど、背側前帯状皮質が活性化していた。ストップ課題を含まないセットでも、被験者が不安を感じた場合には、やはり背側前帯状皮質が活性化していた。言い換えれば、被験者が強い不安を感じた場合には、その不安が背側前帯状皮質の反応に強く現れていたのだ。

これまで認知機能はあっても、情動機能はないと考えられてきた背側前帯状皮質に、私たちは認知と情動のふたつの機能があるという結論を下した。そして先に述べたようにこの領域を、検出システム（認知）と警報メカニズム（情動）の両方の機能を備えた「警報系」と名づけたのだ。背側前帯状皮質は一般的なエラー検出課題によって活性化するが、被験者が苛立ちや不安といった情動を強く感じれば感じるほど、背側前帯状皮質は強く活性化していたのである。

たった2錠のアスピリンで

私たちのサイバーボール実験に続いて、おおぜいの研究者が同様の実験を行い、死別や失恋、他者からの批判、あるいはただ単に相手の咎《とが》めるような表情を見た場合でも、背側前帯状皮質が活性化するという結果を確認した。本章の最初で、失恋した若い女性に頭痛薬を処方する医師のジョークを紹介した。だが、これは本当に馬鹿げた笑い話だろうか？

心理学者のネイサン・デウォールとナオミは、「薬局で買える鎮痛薬は、からだの痛みだけでなく社会的な苦痛も和らげるのか」について実験を行った。被験者をふたつのグループに分け、ひとつのグループには頭痛薬を、もうひとつのグループには偽薬《プラシーボ》を与えて、毎日1000ミリグラムずつ、3週間続けて服用してもらった。被験者は毎晩、その日に感じた社会的苦痛の程度について、私たちの質問にメールで答える。実験開始から9日目、頭痛薬のグループは偽薬のグループよりも社会的苦痛を感じていなかった。しかも9日目以降、その差はますます広がったのである。

次に、ｆＭＲＩを用いた実験も行った。頭痛薬か偽薬を3週間続けて服用した後、被験者にサイバーボールを試してもらったのだ。ゲーム開始から数分後に、被験者はふたりの〝相手〟から仲間はずれにされる。偽薬を飲んでいた被験者は怒りや悲しみを感じ、背側前帯状皮質と前部島皮質が活性化していた。一方、頭痛薬を飲んでいた被験者はどちらの領域にも変化はなかった。頭痛薬のおかげで、仲間はずれにされた時にも脳の苦痛系が鈍感になっていたのだろう。

ナオミは、先述したジャーク・パンクセップが子イヌを使って裏づけた、「身体的苦痛と社会的苦痛とを脳が同じように扱う」という仮説を確かめる実験を行った。そして神経科学者のボールドウィン・ウェイとともに、社会的苦痛に関係がある遺伝形質（教育や体験によらずに親から子へと自然に伝わる性質）を探し出した。ふたりが注目したのは、痛みを和らげるμ《ミュー》オピオイド受容体である。

身体のなかに入ったモルヒネはこの受容体に作用して効果を発揮するが、μオピオイド受容体を持たないマウスはモルヒネに反応しない。人間の場合、痛みを感じる強さはμオピオイド受容体遺伝子（ＯＰＲＭ１）の型によっても決まる。この遺伝子には３つの型があり、私たちはみなＡＡ型、ＡＧ型、ＧＧ型のうち、必ずどれかのμオピオイド受容体遺伝子の型を持っている。この３つのなかで、からだの痛みに最も敏感なのがＧＧ型だ。この型を持つ人は、たとえば手術後の痛みを緩和するために、最も多量のモルヒネを必要とする。

ナオミたちはまず、被験者から遺伝子サンプルを採取し、それぞれのμオピオイド受容体遺伝子の型を調べた。そして、普段からどのくらい社会的拒絶に傷つきやすいかについても質問に答えてもらった。すると「身体的苦痛に最も敏感なGG型の被験者が、社会的拒絶に対しても最も敏感」だとわかった。続いて、fMRIのなかでサイバーボールを試してもらったところ、仲間はずれにされた時に背側前帯状皮質と前部島皮質が最も活性化していたのは、GG型の被験者だったのである。

頭痛薬とμオピオイド受容体のふたつの実験によって、「社会的苦痛と身体的苦痛とが、脳の同じ苦痛系を利用している」という事実が確認されたのだ。頭痛薬がからだの痛みばかりでなく、社会的苦痛をも和らげるという実験結果は、ふたつの苦痛の関連性を強く物語っている。

いじめがもたらす大きな痛み

冷静に考えれば、友だちでも何でもない相手に仲間はずれにされるサイバーボールは取るに足りないゲームに過ぎず、その結果もまた取るに足りないものに思われる。だがこの実験は、ほんの些細な現象が大きな影響を及ぼすという深い意味を含んでいる。社会的拒絶を敏感に察知する能力が、私たちの幸せを大きく左右する。だからこそ脳は社会的拒絶を、痛みを伴うできごととして捉えるのだ。

19世紀の心理学者フランツ・カール・ミュラー・リヤーが考えた、「ミュラー・リヤーの錯視」（図8）をご存知だろうか？ AとBの縦線はまったく同じ長さだが、Aのほうが長

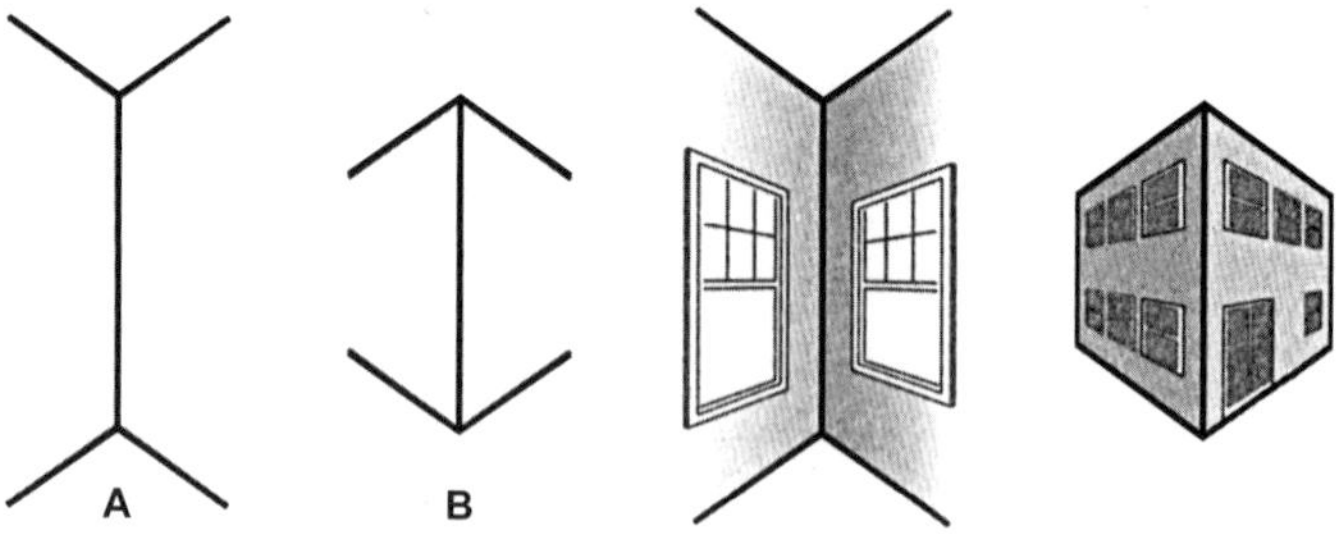

図８　「ミュラー・リヤーの錯視」

く見える。そのカギは縦線についた矢印の向きにある。矢印が内向きについたBでは、壁の角がこちらに向かって出っ張った様子に見える。一方、矢印が外向きについたAでは、壁の角が奥に向かって引っ込んだ様子に見える。網膜に映るAとBの長さは同じだが、脳はその同じ長さの縦線をAは遠くに、Bは近くにあると判断する。すると「網膜に映った縦線の長さは同じでも、距離（奥行き）が違うのだから、遠くにあるほうが長いはずだ」と脳が判断し、Aのほうが長く見えるのである。

錯視は、サイバーボールと同じくらい些細な現象だ。だがAのほうが長く見える理由を知ってもなお、Aが長く見える。サイバーボールの場合も同じである。このゲームを最初に考え出したキップ・ウィリアムズも、実験の後、「相手はコンピュータで、最初から仲間はずれにするようにプログラムしてあった」と被験者に伝えてもなお、彼らは社会的苦痛を感じずにはいられなかったと述べている。錯視も社会的拒絶に対する反応も、私たちの祖先が生き延びるために非常に重要だったがゆえに、どちらの影響もそう簡単には克服できないのだ。

哺乳類は、それも特に人間の乳児は養育者に世話をしてもらうために、社会的な分離を苦痛に感じる必要がある。それこそが、進化が人間に社会的苦痛を与えた理由だったにせよ、私たちはその苦痛からは一生逃れられない。社会的苦痛は、生涯にわたって私たちのあらゆる社会的体験を染めてしまう。それでいて、私たちはその影響力をよく理解しているとは言えないのだ。

あなたには、13歳になるデニスという息子がいるとしよう。デニスは小突《こづ》かれたり叩かれたりして、学校で執拗《しつよう》ないじめに遭っている。あなたは我が子を守ろうとして教師に相談するか、教育委員会に手紙を書くのではないだろうか？　だが暴力はなく、ただ言葉によるいじめだとしたら？　「醜いヤツ」だとか「馬鹿」だとか「誰もお前なんか好きじゃない」などと言われていたら？　あなたはこう言って息子を慰めるかもしれない。「放っておきなさい。あなたは大学に行くけど、そんな子はどうせろくな人生を送らないに決まってるから」。そして、あなたは教師に相談もせず、教育委員会に手紙も書かない。言葉のいじめなら、相談したとしても誰も行動を起こしてはくれないと考えるからだ。

いじめは人の心をひどく傷つける。たとえひとりにいじめられていたとしても、周囲の全員に嫌われていると思い込んでしまう。もしそうでないなら、どうして誰も助けてくれない？　自分がみなに嫌われている証拠に違いない。

ここで私がいじめを取り上げたのは、それが広く蔓延《まんえん》している社会的な拒絶だからだ。アメリカをはじめイングランド、ドイツ、フィンランド、日本、韓国やチリで行われた調査によれば、12～16歳の生徒の約10％が日常的ないじめを受けているという。しかもいじめの85％は身体的な暴力を含まず、心ない言葉を投げつけたり、噂話の標的にしたりという陰湿ないじめだ。いじめられたほうは長く苦しむ。抑鬱《よくうつ》状態に陥《おち》り、自殺まで考える。1989年にフィンランドで5000人以上を対象に行われた調査からわかるのは、8歳の時にいじめに遭っていた人が25歳までに自殺する割合は、いじめられなかった人の6倍にのぼるという衝撃的な事実である。

　私たちはいろいろな社会的拒絶や喪失を体験する。たいていの人は、自分が相手を振るよりも自分が振られるほうが多い。つらい体験を味わうと、自己に対する考え方やその後の人生までもが大きく変わってしまう。私たちは生まれた後にゆっくりと成長し、その土地の文化や環境に適応しながら、大きな脳を発達させ、高い知性を獲得して、繁栄してきた。だがそれと引き換えに、振られたり愛されなかったりという社会的苦痛を味わわなければならなくなったのだ。人間であるという素晴らしい利益を享受する代わりに、私たちがなんとか耐えられる代償として、進化は私たち人間に社会的苦痛を与えたのかもしれない。

4

公平な扱いはチョコレートの甘い喜び

脳は、好意や敬意を受けた時に、金銭をもらった時と同じ反応を示す

あなたは法律事務所の弁護士で、次の共同経営者の候補に挙がっている。昇進のチャンスがあるのは、あなたかライバルのスティーブのどちらかひとりだけだ。自分には実績があるが、なんせスティーブは経営者の甥《おい》である。もし今回、スティーブとの出世争いに敗れて昇進のチャンスを逃せば、高額の年俸が遠のくばかりか、精神的にも堪《こた》える。これまでの実績を否定され、経営陣に拒絶されたように感じるからだ。さらには同僚にも知られて、事務所内での立場も微妙なものになる。つまり金銭という基本的欲求だけでなく、地位や敬意といった社会的欲求にも大打撃を受けるわけだ。

だが幸運にも、昇進のチャンスをものにしたのはあなただった。これで年俸は大幅に上がる。高級住宅街に引っ越して憧れの一軒家を手に入れ、我が子をもっといい私立に通わせて

やれる……。経営陣はコネのあるスティーブではなく、実績のあるあなたを次の共同経営者に選んだのだ。これが実際にあなたの体験なら、自分は公平に扱われたと感じるのではないだろうか？　クッキーが平等に分け与えられないと、3歳児でさえ激しく抗議する。不公平な扱いはやる気を削《そ》ぎ、ネガティブな感情を生む。だが公平な扱い自体が、ポジティブな感情を生むのだろうか？

　私たちは公平な扱いと良い結果とを混同しやすい。そのため、自分が味わっているポジティブな感情がそのどちらから生じたのかを判断しにくい。たとえばあなたが友だちと散歩中に、友だちが10ドル札を拾ったとする。ふたりで分けようと言って彼が5ドルを差し出した時、あなたが嬉しく思うのは、彼が独り占めするか3ドルしかくれなかったからではなく、よりたくさんのお金をくれたからなのか？　それとも、彼が10ドルを半分の5ドルに分け、あなたを公平に扱ってくれたからなのか？

　被験者数人ずつでチームをつくり、文字を並び替えて別の単語をつくる言葉遊び《アナグラム》（「Elvis〔エルヴィス〕」を並び替えて「lives〔生きている〕」にするなど）に参加してもらった。被験者は一人ひとりアナグラムの単語をつくるが、その後、チーム全体の成績に応じて賞金を受け取る。そのお金をメンバーで分け合う時に、ちょっとした問題が発生する。というのも各チームには必ず、他の誰よりもたくさんの単語を思いついたメンバーがいるからだ。賞金を均等に分けるべきだと主張する者もいれば、正答数に応じて分けるのが公平だと考える者もいる。だがたいていの場合、それぞれが受け取る金額の多寡《たか》にかかわらず、分配方法を決めたプロセスが公平である限り、メンバーはポジティブな感情を持ちやすい。

心理学者のトム・テイラーによれば、「裁判で自分が公正に扱われた」と感じた被告は、たとえ望み通りの評決でなくても法廷での体験に満足するという。だが、彼らは本当にそう思っているのだろうか？　どうしたら、それが本心だと証明できるだろうか？

最後通牒ゲーム

そこで私の研究室では、「公平な扱いは、本質的に人に満足感をもたらすのか」について実験を行った。ｆＭＲＩのなかに入った被験者に、「最後通牒ゲーム」の変型版を試してもらったのだ。

一般的な最後通牒ゲームは、次のようなルールで行われる。プレイヤーＡが10ドルの元手を受け取り、それをＡとＢのふたりで分け合う。Ａが10ドルの分配方法を決めて、Ｂがその提案を受け入れるか拒否するかを決める。Ｂが同意すれば、両者ともその額を受け取れる。ただしＡの提案を不満としてＢが拒否した場合には、どちらも１セントも受け取れない。Ａが「自分に９ドル、あなた（Ｂ）には１ドルでどうか」と持ちかけると、Ｂはたいていそのような不公平な提案を拒否する。本来なら１ドルでも受け取るほうが利益になるはずだが、不公平な提案をしたＡを懲《こ》らしめるために、１セントも受け取ろうとしないプレイヤーは多

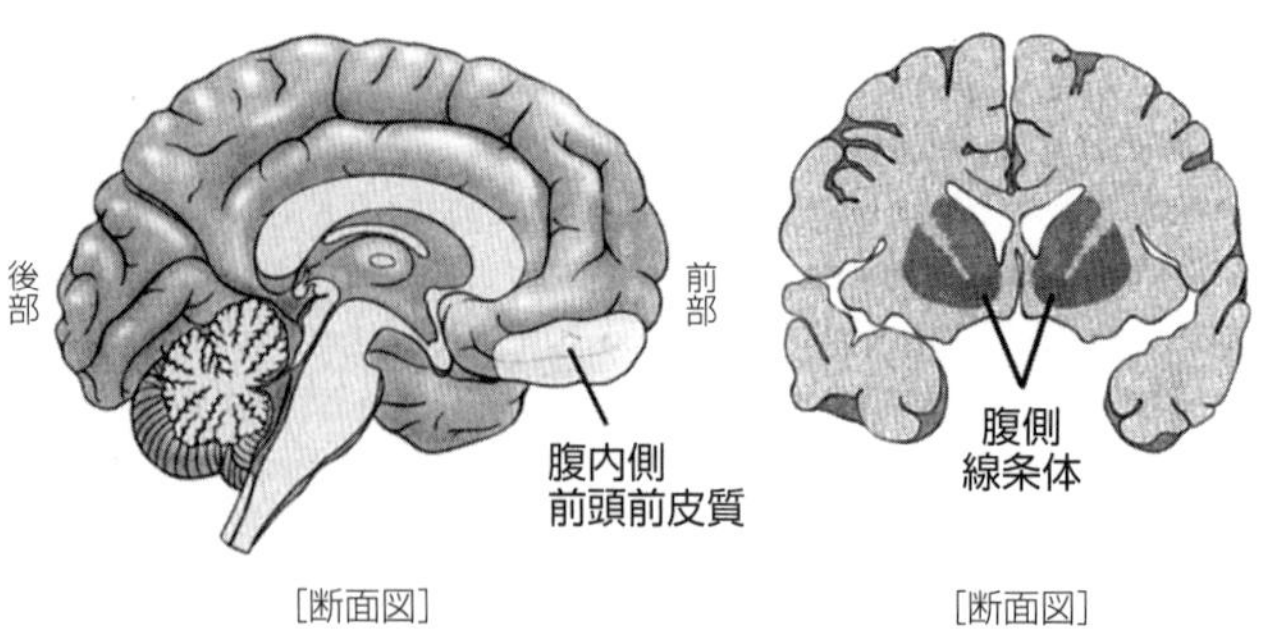

図９　報酬系の位置

い。

私たちの実験では、Ｂ役の被験者にいろいろな提案をして、被験者の脳が公平あるいは不公平な提案にどう反応するのかを調べた。この時、留意したのは、脳に現れる反応の原因が金額の多寡にあるのではなく、必ず公平感にあると判断できる仕組みである。つまり、10ドルのうち１ドルを受け取るよりは５ドルを受け取るほうがずっと公平だが、１ドルと５ドルではもちろん、５ドルのほうが金銭的な額が大きい。そこで金額の多寡が実験に影響を与えないよう、提案される額を常に一定の５ドルにして、もともとの額にバリエーションをつけたのである。すなわち、10ドルのうちの５ドルを提案されるのか、25ドルのうちの５ドルを提案されるのか——どちらの場合でも受け取る額は同じだが、公平感はまったく違う。この設定によって、脳に現れた変化を金額ではなく、公平感の影響と見なせるはずだ。

私たちが注目したのは、報酬系（図９）と呼ばれる脳の領域である。報酬系とは、何らかの欲求が満たされるか、満たされると予測できる時に活性化して、〝快〟（喜び）の感覚をもたらすネットワークである。実験の結果、公平な扱いを受けた被験者の脳では報酬系が活性化していた。

「公平な扱いは人に満足感を与えるか」という問いについて、さらに劇的な証拠が得られたのは、カリフォルニア工科大学の研究者が行った実験だろう。被験者にはまず、基本額として全員に30ドルを手渡す。その後、抽選によって50ドルのボーナスを手にする〝金持ち〟グループと、1セントももらえない〝貧乏〟グループとに分けられる。金持ちグループと貧乏グループの被験者はひとりずつｆＭＲＩのなかに入ってペアを組み、実験に参加する。ペアを組んだ被験者には自分か相手のどちらか一方に、実験者から10〜50ドルが支払われる。被験者はそのたびに、それが好ましい体験か不快な体験かを10段階で評価する。すると実験者から貧乏グループの被験者にお金が支払われて、金持ちグループの被験者と貧乏グループの被験者との金額差が縮まり、不公平さが解消された時には、金持ちグループの被験者の脳で報酬系が活性化していたのである。金持ちグループの被験者にとって、相手にも公平にお金が渡ったという結果は、自分がさらにたくさんのお金を手にすること以上に喜ばしい体験だったのだ。つまり、利己的な計算よりも公平さが優先されたのである。

人は公平に扱われると、自分は大切にされていると感じる。公平な扱いは社会的なつながりを生む。自分が公平に扱われている時に反応する脳の領域と、チョコレートを食べておいしいと感じ〝快〟の感覚をもたらす領域とは同じなのだ。ある意味、公平な扱いはチョコレートのように甘い喜びなのである。

本章では、脳の報酬系を活性化させ、人や集団とのつながりを強める〝社会的報酬〟と呼ばれるできごとや行動について述べていく。身体的苦痛と社会的苦痛とが同じ脳神経認知プロセスを共有していたように、一般的な報酬（チョコレート）と社会的報酬（公平な扱い）もまた、同じ脳神経認知プロセスを共有しているのである。

甘い言葉とアイスクリーム

私たちはみな、何かに属したい。好意を持たれ、人に愛されたい。敬意を持って扱われると、人は誰でも幸せな気持ちになれる。ｆＭＲＩのなかに寝転んで、熱烈な愛情のこもった手紙を読むと、脳の報酬系にはどんな反応が現れるだろうか？　妻のナオミと大学院生のトリスティン・イナガキは、被験者の友人や家族、あるいは恋人や配偶者に頼んで、被験者に宛てて2通ずつ手紙を書いてもらった。1通は事実を綴《つづ》った手紙（「君の髪はブラウンですね」など）。2通目は愛情のこもった手紙（「この世に、あなたほど私を大切にしてくれる人はいないわ」など）である。

たいていの人は、愛情のこもった手紙を読む時とアイスクリームを食べる時に感じる喜びは、まったく別物だと思い込んでいる。ところがナオミとイナガキが行った実験では、脳の報酬系は、私たちが想像する以上に両方を同じように扱っていたのだ。感動的な手紙を読むと、水や食べ物などの報酬を得た時と同じように、大脳基底核にある、腹側線条体《ふくそくせんじょうたい》と呼ばれる領域が活発に反応する。

しかも驚くのは、家族や恋人の甘い言葉だけでなく、見ず知らずの他人の好意や良い評価にも、脳の報酬系が活性化するという事実である。ここでふたつの実験を紹介しよう。

ひとつ目は、fMRIのなかに入った12歳の被験者に、知らない子どもの顔写真を見せるという実験だ。そして1枚ずつ子どもの顔写真を見せるごとに、その相手が被験者とオンラインでチャットをしたがっているかどうかも教える。すると、チャットを希望すると聞いた時には、被験者の脳の報酬系が強く活性化していたのである。この結果は次のふたつの意味で重要だ。第1に、相手は赤の他人である。第2に、被験者のほうで相手とのチャットに興味がない場合でも、脳の報酬系が活発に反応していた。

ふたつ目は、カリフォルニア工科大学の研究者である出馬圭世《いずまけいせ》が大学院生の頃に行った実験だ。この時、面識のない相手に「誠実だ」あるいは「信頼できる」と評価された被験者の脳で、報酬系が活性化していた。同じ実験で、報酬としてお金がもらえる状況をつくり出したところ、見ず知らずの相手に褒《ほ》められた時に反応する線条体の領域と、お金を受け取った時に反応する線条体の領域とが重なり合っていた。人から良い評価を得ることは脳にとっては報酬であり、脳はそれを「喜び」と捉えていたのである。

もしそうであるならば、私たちはなぜ、我が子や生徒や従業員のやる気を引き出すために、もっと温かい言葉をかけないのだろう？　ちょっとした褒め言葉を、脳がお金と同じように報酬と受け取るのであれば、従業員報酬の一部に、その効果をうまく取り入れるべきではないだろうか？　見ず知らずの他人に「信頼できる」と言われただけで報酬系が活性化するのならば、上司に褒められた時に脳がどう反応するか、想像してみればいい。褒められれば誰でも嬉しい。しかも褒め言葉はお金もかからず、繰り返し使える無限の資源である。脳の報酬系を刺激すれば、人や組織とのつながりが生まれる。部下のやる気を引き出し、生産性も高められる。どうしたら、より良い仕事環境を実現できるのか？　その秘訣については、本書の第V部で詳しく紹介しよう。

報酬の種類——一次強化子と二次強化子

たいていの人は意外に思うかもしれないが、お金は社会的報酬である。私たちが給料を受け取るのは、人が望み、相手にとって価値のあるサービスを提供するからだ。なかには自分の好きな仕事をして報酬を得ているラッキーな人もいるが、その場合にも、好きな仕事をしているという理由でお金を得ているわけではない。私たちは誰でも社会的な価値のあるサービスを提供し、その報酬としてお金を受け取っているのだ。

報酬には「一次強化子《きょうかし》」と「二次強化子」がある。「強化子」とは聞き慣れない言葉だが、ひと言で言えば、その行動を習慣化させる要素（刺激）を指す。強化子のうち、人間の基本的欲求を満たし、生命を維持するために必要な水や食べ物、体温調節といった要素は一次強化子である。水や食べ物〝自体〟が報酬であり、誰にも教わらなくても、脳がそれらを強化子として認識するからだ。一次強化子が満たされないと、哺乳類は大きな努力を払ってそれらの報酬を得ようとする（空腹を覚えた時の食べ物は、まさしく報酬と呼ぶにふさわしい）。もう一方の二次強化子とは、最初のうち、それ自体は報酬の働きを持たないが、やがて学習や経験によって報酬を〝予測できる〟ために強化子となる要素である。

二次強化子について、もう少し説明を加えよう。迷路にラットを入れ、右か左に曲がるとチーズが見つかるという選択肢を与えると、ラットはそのたびに学習しようとする。毎回、ランダムにチーズを置いた場合にはラットは学習しない。だがチーズの置き場所を示す赤いペイントをつけておくと、その目印をたどればチーズが見つかることをラットは学習する。赤いペイント自体は報酬ではないが、その目印によってチーズの場所が常に予測できる時、ラットの報酬系はやがてその赤いペイントに反応するようになる。この時、この赤いペイントが二次強化子となる。

人間にとって最も身近な二次強化子と言えば、やはりお金だろう。お金自体は飲んだり食べたりできないし、暖を取るために燃やして使うとすれば膨大な枚数の札束が必要になる。それでもお金を稼げば、基本的欲求を満たせる。食べ物も手に入れられ、雨露をしのぐ家屋も持てる。お金そのものはなんの欲求も満たすものでもないが、最も望ましい報酬と見なされる。お金があればいろいろな報酬が手に入るからだろう。

それでは、褒め言葉や好意的な評価といった社会的報酬は、一次強化子だろうか、それとも二次強化子だろうか？　おそらくその両方と言えよう。先日の働きぶりを上司に褒められた時、そのねぎらいの言葉が年末のボーナスに結びつくことは容易に想像がつく。となると二次強化子だ。ところが出馬圭世の実験が示すように、社会的報酬は一次強化子としても働く。たとえ年末のボーナスとはなんの関係もない、赤の他人からの好意的な評価であっても、脳の報酬系は活性化するからである。

進化はなぜ私たちを、他者からの好意や敬意を切望するようにつくったのだろう？　その理由のひとつは、人間もその他の哺乳類も、協力し合って働き、お互いを思いやれば、集団でより大きな利益を手にできるからだ。自分よりも複雑で危険な敵や獣が存在する時、他者とつながり、互いに好意を持ち合えば、群れで生活する利益をさらに充実したものにできるからである。

人は協力し合って働きたい

人間は協力する動物だ。協力し合う動物は他にもたくさんいるが、人間ほど大きな規模と広い範囲で協力し合う種は他にはいない。

だが、人はなぜそれほどまでに協力し合うのだろう？　そもそもなぜ、私たちは協力するのだろうか？　簡単に答えるならば、協力することで直接的な利益を得られると思う時に、私たちは協力する。ディズニーのアニメーション映画『バグズ・ライフ』では、アリの集団が協力し合い、横暴なバッタ族に立ち向かう。同じクラスを受講する大学生が期末試験に向けてふたり一緒に勉強するのは、ひとりで勉強する時よりも良い成績を取れると思うからだ。

利己的な思惑が隠れた相互利益のかたちもある。人は親切にされたら、お返しをしなければならないと思う。これは根強い社会規範である。だからこそ、車のセールスパーソンは客にコーヒーを勧める。小さな親切を受けたり、ちょっとした品物を差し出されたりすると、人は相手に恩義があるように感じてしまう。実際、コーヒーをご馳走《ちそう》になった私たちにできる恩返しといったら、セールスパーソンから車を買うことなのだ。こうして1杯のコーヒーと引き換えに、セールスパーソンはその何百倍もの手数料を稼ぐ。同じように、短期的には自己の利益にならないものを相手に差し出して人が協力するのは、お返しによって長期的な利益があると見込むからである。

それでは、相手に協力すると長期的に自分が損をするとわかっている時、人はどんな決断をするのだろうか？　その答えを探るために行動経済学者がよく用いるのが、「囚人のジレンマ」というゲームである。このゲームでは、ふたりのプレイヤーが「協力する」か「協力

B A	協力する	協力しない
協力する	$5 $5	$10 $0
協力しない	$0 $10	$1 $1

図10　「囚人のジレンマ」の金額表

しない」かのどちらかを選ぶ。そしてその4通りの組み合わせによって、それぞれが受け取る金額に違いが出る（図10）。

　このゲームではふたりのプレイヤーが協力するか協力しないかのどちらかを選ぶ。ふたりとも協力すると答えた場合には、ひとり5ドルずつを受け取る。どちらも協力しないを選んだ場合には、受け取る額はひとり1ドルずつだ。だが一方が協力すると答え、もう一方が協力しないと答えた時には、協力しない側が10ドル全部を受け取り、協力すると答えた側は1セントももらえない。つまり協力すると答えた場合、相手に全額を取られてしまう可能性があるわけだ。

　プレイヤーどうしは面識がなく、協力し合うかどうかも事前に話し合わず、今後も顔を合わせる予定はない。さて、あなたならどうするか？　自己の利益を優先したいと思い、かつ相手が協力すると思えば、あなたは協力しないと答えるべきだ（そうすれば5ドルではなく、10ドルが手に入る）。その反対に、相手が協力しないと予想すれば、あなたも協力しないと答えるべきである（そうすれば少なくとも1ドルは手に入る）。このように、相手の選択が協力する／しないのどちらであれ、あなたが協力しないを選べば、より多くのお金を手にできる（10ドルか1ドル）。それでもなお、これまでの実験によれば、人は3分の1以上の確率で協力を選ぶという。

利己主義の原理

17世紀の哲学者トマス・ホッブズも、18世紀の哲学者デイヴィッド・ヒュームも、人間は自己の利益を優先すると述べた。もしそれが本当なら、損をする可能性があるとわかっていながら、協力を選ぶのは不合理ではないだろうか？

囚人のジレンマの実験で、プレイヤーAが自己の選択を決める前に、プレイヤーBの決定を教えてもらえるとする。この時、Bが協力しないを選んだとわかると、Aは常に協力しないを選択する（全額を失うよりも、1ドルが手に入るからだ）。ところが驚くことに、Bが協力するとわかった時、Aも同じく協力を選ぶ確率が36％から61％に跳ね上がったのだ。協力しないを選べば10ドルが手に入るところを、Aは協力すると答えて5ドルをもらうと決めたのである。偉大な哲学者が言うように、人間が自己の利益を優先するのであれば、協力しないと答えるのが合理的なはずではないか?
しかも、プレイヤーはこのゲームに一度しか参加しない。だから〝いつも協力するプレイヤー〟という評判を築いて、その後の展開で有利に金額を稼ぐという戦術は使えない。それではなぜ人は、自己の利益を棄《す》ててまで協力を選ぶのか?「人間は利己的であると同時に、他者の幸せにも関心があるから」という以外に、もっともらしい説明は思いつかない。そしてそれもまた、利己主義とともに人間に備わった特性なのである。

プレイヤーBが協力を選ぶとわかった時、プレイヤーAも協力を選び、お互いに5ドルずつを受け取ると決めた。だがなぜ、プレイヤーAは協力を選んだのだろう?「社会規範には従わなければならない」という義務感からか。あるいは社会規範を破って、自分の評判を落としたくなかったからか。進化生物学者のリチャード・ドーキンスも述べている。「寛容と利他を教えなさい。人間は利己的に生まれついているのだから」。

それではその時、脳はいったいどう反応しているのだろう? 社会規範に従う時、欲望の抑制に関係がある外側《がいそく》前頭《ぜんとう》前《ぜん》皮質《ひしつ》が活性化する。一方、自分が望んでそう行動する時に活性化する領域は、腹側線条体のような報酬系である。

神経科学者で人類学者でもあるジェイムズ・ライリングは、囚人のジレンマに参加しているプレイヤーの脳の状態を、fMRIを用いて調べた。社会規範に従うならば、不本意ながらも、協力するを選ぶ回数が増えるだろう。だから社会規範に従って10回のうち7回は協力するを選んだとしても、協力しないを選んでより多くの金額を手に入れようとする残り3回のほうが、報酬系が強く活性化するはずである。

ところが、結果はまったくの逆だったのである。Bのプレイヤーが協力を選び、その選択を知って同じように協力を選んだAの脳では、協力しないを選んだ時よりも、報酬系である腹側線条体が活性化していたのである。言い換えれば、自分の取り分が減ったにもかかわらず、報酬系が盛んに反応していたのだ。腹側線条体はどうやら、個人が手に入れる金額よりも、双方が手に入れる合計金額に強く反応するらしい。さらに言えば、協力を選んだ時、社会規範に従う時に活性化する外側前頭前皮質に反応はなかった。つまりプレイヤーは社会規範に従って協力を選んだのではなく、本心から協力を選んだのである。

ライリングの実験にはひとつだけ欠点があった。同じプレイヤーどうしで実験を繰り返していたのだ。そのため〝いつも協力するプレイヤー〟という評判を築いて、その後の展開で、金額を有利に手に入れる戦術を取ろうとし、報酬系が活性化していた可能性も棄てきれない。だが、ライリングがその数年後に発表した新しい論文では、プレイヤーは一度ずつしかゲームに参加しておらず、一度きりの相手の場合でも、両者が協力を選んだ時のほうが報酬系の腹側線条体が活性化していた。ところが、相手がコンピュータだと言われて囚人のジレンマを試した時には、プレイヤーの腹側線条体は活性化しなかった。たとえ受け取る金額が減ったとしても、報酬系は相手と協力し合う時にだけ強く反応するのである。

私たちは協力し合い、お互いのためにより良い目標を達成しようとする動物だ。ところが実際に浸透しているのは、「人間は社会的な動機を持つ動物だ」という考え方よりも、「人間は利己的な動機を持つ動物だ」という考え方のほうなのである。

利他主義――他者の幸せこそが自分の幸せ

利他的行為とは、誰かのために何かをしたり、その人の代わりに何かを引き受けたりした結果、マイナスの影響を被るような行為を指す。生物学者のマイケル・ギズランは「利他主義者を引《ひ》っ掻《か》けば偽善者が血を流す」と述べたが、それは「目を凝《こ》らしてよく見れば……利他的と思《おぼ》しき行為も一皮剝《む》けば利己主義が隠れている」という意味である。「人を助けておけば、後でお返しがあるかもしれない」「あの人があんなふうに親切にするのは、何か見返りを期待しているからではないか?」といった思惑が隠れているというわけだ。それではいったい、人は何を期待して、利他的に見える行為に及ぶのだろう。

他者の動機をあれこれ探るのは難しい。たとえば、エレインが実験で電気ショックを受けていたとする。それを見ていたジョンが、実験者に「エレインと交替してくれないか」と頼まれ、今はジョンが電気ショックを受けている。エレインはこれで家に帰り、二度と彼とは顔を合わさない。もちろん、ジョンの行為は利他的に違いない。

社会心理学者のダニエル・バトソンは独創的な実験を行い、ジョンの行為の裏に利己的な動機が隠れている可能性を指摘した。バトソンは次のような実験を行ったのである。被験者（観察者）は、別の被験者（被害者）が電気ショックを受けている場面を見せられる。被害者は明らかに痛がっており、「実験を止めてほしい」と言い出す。そこで実験者が観察者に向かって「彼女と交替して、電気ショックの続きを受けてもらえないか」と訊ねる。この時、観察者には「交替する」か「このまま被害者が電気ショックを受けるのを見続ける」かの選択肢が与えられる。また別の観察者には、「交替する」か「交替するのを断って家に帰る」かの選択肢が与えられる。すると「交替する／その場にいて、被害者が痛がるのを見続ける」という第1の選択肢を与えられた観察者は、「交替する／家に帰って被害者が痛がるのを、もうそれ以上は見ずに済む」という第2の選択肢を与えられた観察者よりも、交替する割合が高かった。言い換えれば、第2の選択肢を与えられ、不快な状況から簡単に逃げ出せる時には人はその場を離れるが、それが不可能な時には、痛がっている人を黙って見ているよりも、「正しい行為」を選んだほうがいいというわけである。

だが、「相手が痛がる様子をそれ以上は見ずに済むのなら、被害者が電気ショックを受け続けても構わない」という考え方は、彼らの動機が純粋に利他的ではない可能性を示している。なぜなら、もし本当に利他的な動機を持つのであれば、どちらの選択肢を与えられた場合にも、必ず交替を選ぶはずだからである。

この実験にはまだ続きがある。観察者のグループを新たにふたつ用意し、前回と同じく

「交替／とどまる」か「交替／家に帰る」のどちらかの選択肢を与えた。ところが今回は実験の前に、観察者が被害者に共感を持つように仕向けておいたのである。すると、どちらの選択肢を与えられた場合にも、交替を選ぶ割合が増えた。実際、家に帰るという選択肢を与えられた場合にも、91％が交替を選んだのである。となると、こんな結論を下せるのではないだろうか。被害者に共感した観察者は、相手を気遣う気持ちから交替を選んだのであって、「自分が不快な場面を見続けなければならないかどうか」という、利己的な理由で自分の行動を決めたわけではない。このように、共感は利他的な行為を招くのである（共感の効果については7章でも詳しく取り上げる）。

「利他的な行為に本当に利己的な側面はないのか」という問いについて考える時、人間がセックスを好きな理由を考えてみればいいだろう。人間がセックスをする動機にはふたつのレベルがある。ひとつは生殖という進化上の動機である。性欲の強い祖先はセックスを好む遺伝子を子孫に伝えてきた。だが生殖は、私たちがセックスをする唯一の、いや第1の動機ですらない。たとえば、頭のなかがセックスでいっぱいと言えば、やはりティーンエイジャーだろう。ところが彼らにとって、子どもができるという状況は、なんとしてでも避けたい厄介な問題のはずだ。実際、妊娠が怖くてセックスを思いとどまる若者は多い。ほとんどの人がセックスをするのは、心もからだも気持ちがいいからだ。進化上の動機は子孫を増やすためにしろ、心理的な動機は〝快楽を得たいから〟である。セックスに喜びを感じる人は子を儲《もう》ける（時にはついうっかりと）可能性が高く、セックスを楽しむ遺伝子を子孫に受け渡す。

同じ解釈は利他的な行為にも当てはまる。協力し合い助け合うならば、その遺伝子は子孫にも伝わりやすくなるだろうが、利他的に相手を助けようとするのは、私たちがその時に〝快〟の情動を味わうからではないのか？　そして人に親切にする時に喜びを感じるのなら、その時に味わう〝ほんのりとした温かい気持ち〟は利己的なものだろうか？　たしかに、自分がいい気分を味わうために人に親切にするのは、ある意味、利己的な行為に違いない。だがそれは、道徳的に問題となるような類《たぐ》いの利己的行為ではない。

ダライ・ラマは言った。「知的な方法で利己的になりなさい。私たちはいつも愚かな方法で利己的になろうとしてきた。自分だけの幸せを求めると、その過程で人はますます惨《みじ》めになる。知的な方法で利己的になるとは、他者の幸せのために働くことである」。なぜなら、その時、私たちは喜びを感じるからだ。最近の調査では、脳の報酬系が他者の幸せに強く反応するという有力な証拠が見つかっている。

アメリカ国立衛生研究所のジョージ・モルは、私たちがお金を寄付する時の脳の活動について調べた。被験者はｆＭＲＩのなかに入って、慈善団体に寄付をするかどうかについていろいろな質問に答える。たとえば、「どの団体にも寄付しなくていい」という条件で「５ドルを受け取るか」と訊かれると、被験者はもちろん快諾する。ところが、「受け取ったお金のうちの２ドルを辞退すると、慈善団体に５ドルが寄付される」という選択について訊ねられると、被験者の脳の報酬系は、5ドル全額を受け取る時よりも活性化したのである。利己的であるはずの報酬系はどうやら、受け取るよりも、与えるほうを好むらしい。

ナオミとトリスティン・イナガキは、カップルを対象に次のような実験を行った。女性がMRIのなかに入り、恋人の男性にはそのすぐ外に座ってもらう。女性からは、外にいる恋人の姿が見えるようになっている。男性は「電気ショックを受ける」時と「受けない」時がある。MRIのなかの女性には、「恋人の腕」か「小さなボール」のどちらかを握ってもらう。すると、ボールよりも恋人の腕を握っていた時のほうが、自分が恋人の役に立っているという感情を女性は強く味わった。さらには、電気ショックを受けている恋人の腕を握っていた時に、女性の脳の報酬系が最も強く活性化したのである。大好きな恋人が痛がっているに違いないと思いながら腕を握っている時、自分が恋人を支えているという満足感を女性は強く感じたのだろう。自分が誰かの役に立っているという感情はいいものだ。私たちは、人に親切にする時にも幸せな気分を味わうのである。

人間とは複雑な動物だ。私たちが利己的な動物であるのは間違いない。だが私たちは、協力し合い他者を助ける時にも喜びを感じるようにつくられている。それではなぜ、私たちは利他的な行為に喜びを覚えるように進化したのだろうか？　そして、利他的な行為が自分にも満足感を与えるという事実を、私たちはなぜ認めたがらないのだろうか？　まずは最初の問いについて考えてみよう。

社会的報酬はなぜ心地よい幸せをもたらすか？

これまで見てきたように、社会的報酬にはふたつの種類がある。ひとつは、人から好意や敬意を持たれるか、自分が大切にされていると感じる時に受け取る社会的報酬である。もうひとつは、自分が誰かを大切に思ったり、相手に親切にしたり相手の世話をしたりする時に受け取る社会的報酬である。

このふたつが、母子の愛着行動と重なるのは決して偶然ではない。たとえ見ず知らずの相手であっても、その相手から好意を持たれると嬉しくなるのは、母親に愛されているというポジティブな感情を、私たちが母親以外の相手にも当てはめるからである。養育者や仲間に毛づくろいされている時、哺乳類の脳ではオピオイドの分泌を通して〝快〟の情動が生まれる。もっとも人間の場合、毛づくろいは言葉を使って行うのが一般的だ。言葉の毛づくろいを受けている時、「自分は安全で愛されている」と感じる。誰かに大切にされた時に、心地よい幸せを感じるのは不思議ではない。

それでは、たとえ相手が赤の他人で、自分には何の物質的見返りもないとわかっていても、他者を助けたくなるのはなぜだろう？　純粋に利他的な感情をどう説明すればいいのだろうか？　その答えは、オキシトシンの働きと関係がある。

哺乳類の母親は、子を産むとすぐに子育てモードに切り替わる。ラットは子が生まれてほんの数日で、ヒツジはたった2時間で子との関係を深める。人間は我が子が生まれる何ヵ月も前からきずなを結びはじめる。この時、重要な役割を果たすのが、オキシトシンと呼ばれる神経ペプチド（脳の神経末端から分泌されるアミノ酸結合体）だ。オキシトシンは子宮を収縮させて出産を促し、母乳の分泌を促す働きがある。また脳の報酬系でも働いて、「我が子のそばにいて世話をし、幸せにしてやりたい」という気持ちを促す。しかも本来なら、苦しんでいる相手に近づく際に私たちが感じる戸惑いや不快感も軽減してくれるのだ。

つまり、2種類の社会的報酬――「人から好意を持たれる時」と「相手の世話をする時」――には、それぞれ脳の違うプロセスが関係しているのだ。人から好意を持たれる時には、オピオイドによって〝快〟の情動が生まれる。一方、相手の世話をする時には、快感物質であるドーパミンの放出に伴ってオキシトシンが分泌される。私たちがチョコバーに手を伸ばすのは、それを食べればおいしいと感じるというシグナルを、ドーパミンが脳に送るからである。簡単に言えば「こうすればドーパミンが放出される」と脳が学んだことに、私たちは引き寄せられる。ところが、哺乳類の脳は見知らぬ相手との接近を嫌がる。その相手が脅威をもたらす可能性が高いからだ。そして、生まれたばかりの子ラットは親にとってまさに見知らぬ存在である。母ラットにとって我が子は避けるべき相手であると同時に、近づいて世話をしてやらなければ生き残れない大切な子でもある。哺乳類はそのような厄介なジレンマに陥る。そこで、知らない相手を避けるという自己防衛本能を克服するためにオキシトシンが働き、哺乳類は我が子のそばに近づいて世話をしてやれるのである。

オキシトシンは、愛情を育み、信頼感を生むという作用から、「催淫剤」や「信頼ホルモン」とも呼ばれる。私が考えるのは「看護師神経ペプチド」という呼び方である。大学を卒業後、1年ほど病院の手術病棟で働いていた私の実感として、看護師の仕事は信じられないほど忙しい。しかもあれだけ働いても、たいして報われない――子育てや親業と同じである。看護師は患者やその家族に対処し、走り回り、目の前の仕事を次々とこなしていく。そうやって身を粉にして働くのは、彼らが患者を愛しているか信頼しているからではない。それどころか、患者についてはほとんど何も知らないのが実情だ。看護師が熱心に働くのは、患者の世話をしたいからである。それ自体が目的なのだ。我が子の世話をする時、オキシトシンは私たちを英雄にしてくれる。だが、看護師は毎日、病院を訪れる誰に対してもその英雄的行為を行っているのである。

子の世話をしたいという感情は、脳の腹側線条体と腹側被蓋野《ひがいや》――どちらも報酬系だ――で作用するオキシトシン濃度と関係がある（腹側被蓋野は脳幹の上部に位置する領域）。一説によると、腹側被蓋野でオキシトシンが分泌されると、その刺激によって腹側線条体でドーパミンが分泌されるという。また、腹側線条体と隣り合った中隔野《ちゅうかくや》でオキシトシンが作用すると、恐れの感情が和らぐ（中隔野については、7章で詳しく紹介する）。そしてそのおかげで、痛ましい状況や吐き気を催すような場面に近づく時に私たちが感じる、つらい感情やストレスを和らげてくれるのだ。言い換えれば、誰かが血まみれで倒れている時に脳の報酬系を活性化させ、私たちが戸惑いや不快感を抑えて相手の元に駆け寄れるのは、オキシトシンの働きのおかげなのである。

「世話」と「攻撃性」という二面性

同じ哺乳類でも霊長類かそうでないかで、オキシトシンは見知らぬ相手に対して正反対の作用を及ぼす。霊長類でない場合、オキシトシンの分泌量が増えると、見知らぬ相手に対する攻撃性が増す。未知の脅威から我が子を守るという意味で言えば、それも納得がいく話だろう。たとえばヒツジの母親は、乳を求めて近づいてくる、よその赤ちゃんヒツジを追いやる。ところがオキシトシンの分泌を妨げておくと、母ヒツジはよその赤ちゃんヒツジにも乳をやるようになる。つまり霊長類以外の哺乳類では、オキシトシンは子の世話を促すとともに、見知らぬ相手や敵から我が子を守る働きを持つ。それによって、母親は限られた資源を我が子に集中して投資し、自己の遺伝子を次の世代へと伝えるのだ。

「世話」と「攻撃性」というオキシトシンのふたつの働きは、人間の場合にも見られる。オキシトシンを投与すると、囚人のジレンマのような行動経済学のゲームに参加する時に気前が良くなる反面、人種の違うプレイヤーに対しては攻撃的になりやすい。

このようにオキシトシンは、自分が属する内集団のメンバーをひいきにし、〝よそもの〟

である外集団のメンバーに対する敵意を促す。だが霊長類かそれ以外の哺乳類かによって、どこまでが味方で、どこからが敵かを分ける境界線は大きく異なる。霊長類以外の哺乳類では、オキシトシンが働くと、内集団以外の相手をすべて潜在的な脅威と見なし、その敵に対して攻撃的な態度を取る。一方、人間の場合には、相手を少なくとも次の3つのカテゴリーに分ける――「好きな集団のメンバー」「嫌いな集団のメンバー」「どちらに属しているかわからない、見知らぬ相手」。オキシトシンを投与すると、好きな集団のメンバーには親切にする傾向が強まり、嫌いな集団のメンバーに対しては敵意が強まった。それでは、見知らぬ相手に対しては？　好きなメンバーの場合と同様に、親切にする傾向が見られたのである。

オキシトシンがまったく知らない相手に対して寛容な態度を促すとは、不思議な現象のように思える。だが、まったく知らない相手とポジティブな印象で関係が始まれば、家や学校を建て、社会を支える制度や施設を一緒につくり上げるといった大きな目標も、協力し合ってうまく達成できるのではないだろうか？

“偽の利己主義”の根本的原因

それでは、先に述べた第2の問いである「利他的な行為が自分にも満足感を与えるという事実を、私たちはなぜ認めたがらないのだろうか？」について、考えてみよう。

塩キャラメルアイスクリームを食べている私の脳をスキャンすると、脳の報酬系が活性化しているはずだ。何も高価なｆＭＲＩを使わなくても、ただ「塩キャラメルアイスが好きか？」と訊ねるだけでいい。アイスクリームの場合、脳の反応と同じ答えを私も口にする。ところが社会的報酬となると、私たちはつい脳の反応とは反対の答えを口に出してしまう。利己的な意図がまったくない時でさえ、「自分は利己的な人間だ」と言ってしまいがちなのだ。

たとえば、大学院で心理学を学ぶケリーという優秀な女性は、貴重な夏休みを割いて、我が研究室の面倒な事務処理仕事を効率化する作業を引き受けてくれた。ケリーが手伝ってくれたのは、彼女が親切で思いやりのある人間だからであり、問題の存在に気づいて、自分が解決の力になれると彼女が考えたからだ。周囲の役に立てれば、本人にとってもやりがいを感じられるからである。ところが「なぜ親切にしたのか？」と訊かれると、私たちはつい利己的に聞こえる答えを口にしてしまうのだ。

社会心理学者のデイル・ミラーは、この〝偽の利己主義〟の根本的原因を突き止めた。「利己主義こそがあらゆる動機の源泉だ」というホッブズやヒュームの主張が「自己充足的予言」になってしまったと、彼は言うのだ。自己充足的予言とは、無意識のうちに、周囲や世間の期待に応えるような行動を取ってしまい、結果としてそれが現実のものとなってしまう現象を指す。偉大な哲学者が「人間は利己的だ」と繰り返し述べたせいで、社会全体がその期待に沿うように行動してしまった。つまり、「人間は利己的だ」と教えられてきたために、私たちはその文化規範を遵守しようとし、利己的に見える態度や行動を取ってしまうのだと、ミラーは考えたのである。

彼が行った調査によれば、私たちは周囲の人間を実際以上に利己的だと思い込んでいるらしい。たとえば15ドルが支払われる時と無償の時とでは、大学生のうちの何%が献血に応じると思うかと訊ねた調査では、15ドルの時には62%、無償の時には32%という答えが返ってきた。ところが実際には、無償で献血に応じた学生は62%にのぼり、15ドルを受け取った時の73%と比べて、それほど大きな差はなかったのである。

私たちは、周囲の人間を利己的だと思い込んでいる。だからこそ、自分ひとりが利他的に見える態度や行動を取って目立ちたくはない。「うぬぼれている」とか、「優等生ぶったヤツ」と思われたくはないのだ。だから、ついこんなふうに答える。「ボランティアに参加したのは、暇だったからだ。ちょうど時間もつぶせて良かったよ」。いつも利己的に聞こえる理由を言う友だちや同僚に囲まれていれば、どんな行動にも利己的な動機があると思い込み、利他的である自分の動機も認めたくなくなってしまう。この傾向が徐々に強まり、利他的な行為がなおさら本当に利己的な行為に思えてくる。

この皮肉はミラーの別の調査にもよく表れている。人は寄付を呼びかけられると、利他的な理由を思いつきにくい。だが、寄付をすると小さなキャンドルがもらえるとわかると、キャンドルが〝交換という物語〟をつくり出し、人は喜んで寄付しようとする。「寄付したんじゃないわ。あの小さなキャンドルを買ったのよ」。しかもキャンドルがもらえるとわかると、人はますます寄付をしたがり、より高い金額を寄付したがる。寄付のお返しにささやかなものを受け取れば、利他的に聞こえない言い訳で寛容な心もうまく隠せる。そしてそのおかげで皮肉にも、人はいっそう利他的な行動を取りやすくなるのだ。

私たちは、利己的な動機と利他的な動機の両方を持っている。それは決して偶然ではない。哺乳類の脳は相手を大切に思うようにできているからだ。しかも霊長類は、なんの物質的な見返りもないとわかっている時でさえ、他者を助けようとする。脳がそのようにつくられているせいで、私たちは空腹かどうかにかかわらず、おいしいケーキを食べると喜びを感じる。同じように、見返りを期待するかどうかにかかわらず、人を助けると、助けたほうも心地よい幸せを感じる。

利他的に人を助ける行為は、利己的な行為と同じくらい自然である。学校でそう教わり、その事実をよく理解していれば、利他的に行動する時に味わう〝後ろめたい気持ち〟を感じずに済むのではないだろうか？　そうすれば、もっと積極的に人に手を差し伸べられ、もっと自然な気持ちで人に親切にできるはずだと私は思うのだ。

苦痛と喜びが続く人生

進化は私たちに、「社会的苦痛」と「社会的喜び」というふたつの基本的動機を与えた。

このふたつの動機は、一緒になって働くことで、社会生活を送る私たちに大きな影響を及ぼしてきた。無力な乳児は、誰かに世話をしてもらわなければ生きてはいけない。そしてそのために、常に養育者とつながっている方法を編み出す必要があった。それこそが、哺乳類が進化の過程で解決すべき最大の問題だったのである。そこで私たちの脳は、養育者とのつながりを失うという脅威を苦痛な体験とし、その脅威に反応する方法をつくり出した（つながりが脅かされた赤ん坊の脳は激しい苦痛を感じ、赤ん坊は大声で泣いて養育者をそばに呼び戻そうとする）。一方、我が子の世話をする母親は大きな幸せを感じる。愛する我が子の世話をすることは脳にとって報酬であり、脳がそれを喜びと捉えるからである。

もともと乳児がつながりを保つために進化が与えたものにしろ、社会的苦痛と社会的喜びは生涯にわたって失われない。私たちがこの世に生まれてから、この世を去るその日まで、社会的苦痛と社会的喜びは私たちの考えや感情、態度や行動を決定づけるのだ。

「つながりたい」という社会的欲求が満たされないと、有害な影響が現れる。恋人に振られたり、愛する者に先立たれたりしてきずなを断ち切られた時には、抑鬱《よくうつ》や不安症のリスクが増す。社会的なきずなは寿命までも左右する。社会との希薄なつながりは、1日2箱の煙草と同じくらい悪い影響をからだに及ぼすからだ。

私たちは、人や集団と「つながりたい」。つながりは社会的苦痛を最小限に抑え、社会的喜びを最大限に高めてくれる。だが、社会的ネットワークを築き、維持するのは大変である。幸い、他者の心の状態を読み、他者を理解するために、進化は私たちに脳のネットワークをふたつ与えてくれたのだ。進化は私たちを「周囲の人間の考えや意図を読み取り、お互いに協力し合ってより大きな目標を達成する」ようにつくったのである。

第Ⅲ部　心を読む脳

5

メンタル・マジック・トリック

他者の心を読む「メンタライジング」能力で、私たちは社会とつながることができる

２００６年、ロンドン在住の営業部長であるボブ・クーパーは、４９６人ものライバルを破って見事、世界じゃんけん大会で優勝を飾った。優勝決定戦で5対2とリードし、あと1回勝てば世界の頂点に立つという場面で、パー、グー、チョキであいこが三度続いた。そして次の回でチョキを出し、彼はついにじゃんけんの世界チャンピオンに輝いたのである。

初心者にとって、じゃんけんは両者に平等な勝ち目のあるランダムなゲームに思えるだろう。ところが最強のプレイヤーは、対戦相手の心を読む〝マインドリーダー〟だ。彼らは常に相手の〝手〟を読んでいる。しかも初心者には癖がある。たとえば最初にグーを出す確率が高い。ぐっと拳《こぶし》を握りしめるグーのかたちが、強さを連想させるからかもしれない。また、たいていの初心者は同じ手を二度続けて出した後、必ず別の手を出す。じゃんけんのエ

キスパートはそのような対戦相手の癖を読んで、勝つ確率をぐんと高めるのだ。

もちろん世界大会に初心者はいない。百戦錬磨のプレイヤーが複雑な戦略に基づいて攻撃し、相手を迎え撃つ。じゃんけんの極意を訊かれたクーパーは、「こっちがどの手を出すと、相手が思っているかを予想することだ」と答えた。つまりは相手の頭のなかを覗《のぞ》き込んで、「こっちがどの手を出すと相手が思い、その情報を元に相手がどう出るか」を読んだうえで、相手に勝てる手を出す。すべては〝相手の心をうまく読み取れるかどうか〟なのである。

毎日、相手の心を読む私たち

私たちは相手の考えや感情、意図の点から、その人を捉え、理解する能力を持っている。もっと正確に言うならば、誰かを見れば、「その人が何をどう考え、どのように感じ、何を意図しているのか」を知りたいという欲求からは逃れられない。しかも相手の〝心の状態〟を読み取ろうとする欲求は、人間だけでなく、物語のなかの架空の人物やモノに対しても働くのだ。

心理学者のフリッツ・ハイダーが行った有名な実験を紹介しよう。ハイダーが、大小ふたつの三角形と丸が動き回る短いアニメーション映像（図11）を被験者に見せたところ、彼らは次のような物語を読み取ったのである。

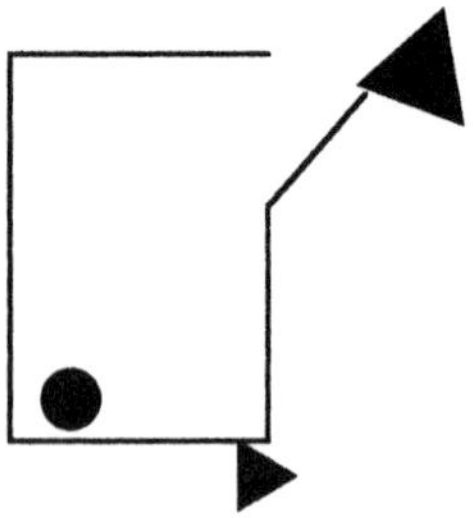

図11　ハイダーが作成したアニメーション映像の１コマ（戦う三角形）
（出典：Heider, F., & Simmel, M. (1944). An experimental study of apparent behavior. *American Journal of Psychology*, 57, 243-259.）

「大きな三角が、小さな三角と丸をいじめています。最初、小さな三角と丸は怖がって逃げ回っていましたが、大きな三角を、扉のついた四角のなかに閉じ込める方法を思いついて、うまく逃れました」。あるいは「大きな三角は丸の恋人だ。彼が嫉妬したのは、自分の彼女が小さい三角といちゃついているところを見てしまったからだ」。

単なるアニメーション映像の図形に、被験者は考えや感情や意図を読み取ったのである。もちろん三角形や丸に考えや感情や意図があるはずもない！　ところが、私たちは周囲のあらゆるものに――パソコンや車や時には天候にさえ――心があるように思ってしまう。私たちが自然界の現象やできごとに心を読み取る傾向は、人間の心をうっかり読み忘れないために発達したのかもしれない。

私たちはみな、他者の心を読む。こうやって本書を読んでいるあなたも、この段落を執筆していた時の私の考えを読み取っている。一方の私も、できるだけわかりやすく自分の考えを伝えるためには、一つひとつのセンテンスがどう読まれるのかを想像しなければならない。「他者の心の状態を読み取り、その情報をうまく活用できるような装置をつくれ」と言われたら、たいていの人は「不可能だ」と答えるに違いない。ところがその不可能な行為を、私たち人間は毎日、無意識のうちに行っているのだ。

あなたが相手の心を読めないか、あなたの心を読む相手の能力を当てにできないとしたら、どんな一日が待っているだろうか？　わかりやすい例で考えてみよう。あなたはバスを待っている。やがて近づいてきたバスの運転手に向かって、あなたは手をあげる。すると運転手は、それを「バス停で停まって、私を乗せてほしい」という意思表示だと理解する。運転手はバスを停めて扉を開ける。あなたもその行為を、「乗ってくれ」という合図だと理解する。赤の他人どうしの間で交わされるこんな単純なやりとりでさえ、相手の行為の裏に隠れた意図を正確に把握できなければならない。それがもし、企業の求めに応じて新しい雇用計画を開発しようとしているコンサルチームや、三角関数のいちばん難しいところを中学生に教えようとしている数学教師だとしたら、自分の説明が相手にどう理解されるのかについて、より深い読みが必要になるだろう。他者の心の状態を読み取り、予測する能力がなかったら、現代社会はたちまち立ち行かなくなってしまう。

心理学者の言葉を借りれば、「自分以外の人間も考えを持ち、他者がその考えに基づいて行動する」という現象を理解できる能力を、「心の理論」を持つと言う。そしてその能力を用いて他者の心の状態を読み取り、相手の行動を理解したり、予測したりする姿勢を「メンタライジング」と呼ぶ。自分と他者の考えをうまく調整し、協力し合って共通の目標を達成できるのも、私たち人間が心の理論を持ち、他者の心の状態を読み取れるおかげなのである。

チンパンジーは他者の誤信念を指摘するか

この30年というもの、心の理論の研究者は次のふたつの問いに取り組んできた。すなわち、「誰が心の理論を持ち」、「どの時点で発達するのか?」。

この惑星で私たち人間だけが、他者の心を理解する能力を持つのだろうか? それとも道具を使いこなすといった他の能力と同じように、心の理論の場合にも、ただ単に程度の差に過ぎないのだろうか?

遺伝子の点から見れば、ヒトに最も近い生き物はチンパンジーである。そこで、心理学者のデイヴィッド・プレマックとガイ・ウッドルフは、サラという名前のチンパンジーが心の理論を持つかどうかを確かめようとした。ふたりはサラに、人間の男性が高いところにあるバナナを取ろうとしているビデオを見せた。そして男性がバナナを取る直前でビデオを停め、その後の行動を描いた4枚の写真を見せたのである。すると、サラが選んだのは「箱を取ってきて、その上に立つ」写真だった。その結果を元にプレマックたちは、サラが男性を望みと目的を持つ存在者として捉えていると考えた。そして「バナナを取って空腹を満たしたがっている」という男性の意図を、サラが理解していると結論づけたのである。

となると、チンパンジーは心の理論を持つのだろうか？　実際のところ、この実験は議論にケリをつけるどころか、激しい論争に火をつけただけだった。たとえば哲学者のダニエル・デネットは、サラは他者の心など考えずに、ただ自分のために問題を解決した（「私ならどうするか？」）のではないかと考えた。そして１９７８年に、18世紀の人形劇である「パンチ＆ジュディ」を用いた「誤信念課題」を発表したのである。

パンチが崖から箱を突き落とそうとする場面を見ていた幼児が、大きな歓声を上げる。なぜなら、ジュディがまだ箱のなかにいるとパンチが思っていることを、幼児は理解していたからである。幼児にはよくわかっている。パンチが後ろを向いた隙に、ジュディは箱のなかから逃げ出していたのだ。幼児の興奮した叫び声は、彼らが状況をよくわかっている紛れもない証拠だろう。パンチが〝誤った考え〟によって空っぽの箱を崖から突き落とそうとしている状況を、幼児はちゃんと理解していたのである。

この実験は、心の理論にまつわる第2の問いにつながる。すなわち、人間はこの能力をいつ発達させるのか？　１９８０年代半ば、複数の研究者がパンチ＆ジュディの変型である「サリー＆アン課題」を考え出した。そしてその人形劇を使って、人間の幼児がいつの時点で心の理論を持つのかを確かめたのである。

サリーとアンの前に、箱とカゴが置いてある。サリーがビー玉をカゴに入れて、外に散歩に出かける。ひとり残ったアンが、カゴからビー玉を取り出して箱に移し替える。サリーが散歩から帰ってきた時点で、実験者が幼児に訊ねる。「さて、サリーはどこにビー玉を探すでしょうか?」。人形劇を見ていた幼児は、ビー玉のある場所について正しい答えを知っているが、サリーは〝誤信念〟を持ったままだ。もし幼児が、「自分の知っていることを、他の人も知っている」といった自分中心的な考えを持っていれば、「サリーは箱のなかを探す」と答えるだろう。だが自分以外の人間が、自分とは違う考えを持っていて、その考えが必ずしも現実と一致するわけではないとわかっていれば、「サリーはカゴのなかを探す」と答えるはずである。実験を繰り返したところ、3歳児にはまだ無理だが、5歳児では正しく答えられるとわかった。

チンパンジーにはこの能力の萌芽のようなものが見えるが、他者の誤信念を指摘できるという明確な実験結果までは得られていない。となると、他者の心の状態を理解する能力を持つのは人間だけなのかもしれない。

だが、子どもが他者の心の状態を考えられることの、どこがそれほど素晴らしいのだろう? それは、心の状態は目では確認できないにもかかわらず、他者の頭のなかにあるその見えない存在が、他者の行動を導いているという事実を理解できるからこそ、素晴らしいのだ。

いろいろな状況や結果が人間の考えにどんな影響を与え、その人がどう行動するのかについて、人間は長い時間をかけて複雑な理論をつくり出していく。ビルの親友のテッドが、自分といる時間よりもジョージと過ごす時間が長くなった時、ビルがどんな気持ちで、どんな行動に出そうかも私たちにはわかる。私がどんな状況を持ち出しても、あなたはその人の反応を想像できるのではないだろうか？

他者の心の状態を読み取り、相手の行動を前もって予想できるという能力があるからこそ、私たちは社会的報酬を受け取る――人に好意や敬意を持ってもらえる――機会を最大限に増やし、社会的苦痛を味わう――拒絶されたり仲間はずれにされたりする――体験を最小限にとどめられるのだ。わざわざ断られるような提案を書いたメールを送る人はいないだろう。こちらの真意ができるだけうまく伝わるように、メールの文面をあれこれ工夫するはずだ。そのような工夫を、私たちは毎日行っている。そして、相手の心の状態を読む能力をうまく活用して、私たちはつながっているのだ。

人の心の状態を読む仮説①――一般的知能系

それでは、私たちはどうやって人の心の状態を読むのだろうか？　かつては、一般的な思考能力を用いて私たちが人の心の状態を読んでいると考えられてきた。つまり抽象的で、努力を要する思考能力である。私たちは普段、「演繹《えんえき》法」と「帰納法」のふたつの論理的な思考方法を用いている。

まず演繹法とは、一般的な前提が正しければ、個別の結論は必ず正しいと判断できる方法だ。その代表が三段論法である。

1．雨が降れば遠足は延期だ。
2．雨が降っている。

演繹法の場合、このふたつの前提が正しければ、遠足は必ず延期だという正しい結論を導き出せる。

一方の帰納法とは、過去に正しかったから、将来もそれが正しいはずだと予測する方法である。「太陽は明日も昇る」という考えの元には、「これまでも太陽は毎日昇ったから、これからも昇り続けるに違いない」という前提がある。ところが帰納法では必ずしも結論が正しいとは限らない。昨日、太陽が昇ったからと言って、明日も太陽が昇るとは限らないからだ。帰納法が導く結論が正しいのは、私たちの暮らす世界の条件が変わらない時だけである。

演繹法か帰納法を用いて論理的な思考を巡らせている時には、脳の外側《がいそく》前頭前《ぜんとうぜん》皮質《ひしつ》と外側

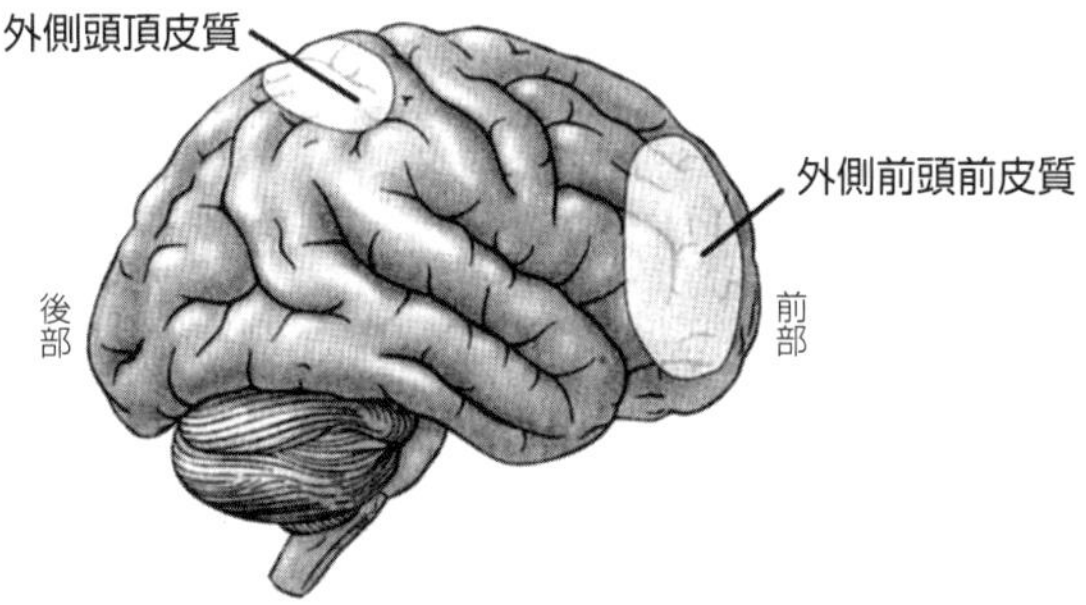

図12　知性や論理的思考、ワーキングメモリを支える
外側前頭前領域と頭頂領域

頭頂皮質が活性化する（図12）。外側頭頂皮質は、「ワーキングメモリ（作業記憶）」と深い関係がある領域だ。ワーキングメモリとは、いろいろな情報を一時的に保持しながら、集めた情報をスムーズに処理するための短期的な記憶である。会話や読み書き、暗算の基礎となる能力だ。７桁の数字を一時的に記憶したり、どちらの数字が大きいかといった、ものごとの関係性を考えたりする時にも使われる。

ワーキングメモリが、日常生活のなかでどれほど重要な役目を担っているかを理解するためには、読む能力を例に考えてみればわかりやすいだろう。あるセンテンスを読んだ時、あなたはワーキングメモリを使って、冒頭部分を一時的に記憶している。そうでなければ、その文章全体の意味を理解できないからである。読んだ時にしかそれぞれの言葉の情報を処理できず、しかも読んだそばから忘れてしまったら、センテンスの後半部分を正しく理解できない。

ワーキングメモリを働かせている時には、外側頭頂皮質が活性化する。その同じ領域が、ワーキングメモリだけでなく論理的思考とも関係があるという事実も、納得がいく話だろう。論理的な思考を働かせる時には、いろいろな情報を一時的に記憶・保持し、複数の情報を比較しなければならないからだ。

情報をたくさん保持し、複雑な情報をたくみに処理できる人を、私たちは「知的能力が高い」と考える。となると、「知能を支える脳の領域を探る研究が、ワーキングメモリと論理的思考に関係がある外側頭頂皮質に焦点を合わせている」と聞いても、さほど驚かないはずである。また、計算能力や思考能力、情報処理能力といった「流動性知能」のスコアが高い人の脳でも、やはり外側頭頂皮質が強く活性化する。

そうであるならば、心の理論も外側前頭前皮質や外側頭頂皮質と関係があるのではないか？　なんと言っても外側前頭前皮質は税金を計算したり、チェスを楽しんだり、電話番号を覚えたりする〝汎用の抽象的思考装置〟なのである。論理的な思考全般を支えているこの領域が、他者の心にまつわる論理的思考と関係があったとしてもおかしくはない。しかも、社会的思考も演繹法や帰納法である場合が多い。

先に紹介したサリー&アン課題で見てみよう。

1. サリーはビー玉をカゴのなかに入れた。

2. アンがビー玉を箱のなかに移し替える場面を、サリーは見ていない。

このふたつの前提から、「ビー玉が移し替えられたという事実をサリーは知らず、ビー玉のある場所について誤った考えを持っている」という論理的結論にたどり着く。これはごく一般的な演繹法だ。同じように、私たちは過去の体験に基づいて――つまりは帰納法を用いて――人の行動を予測する。テストの成績が悪くて落ち込んでいる人を見たとする。その時の経験から、将来、悪い点数を取った人を見た時に、その人がどう反応するかを予測できるだろう。ところが社会的思考も、非社会的思考となんら変わらないという考えは、まったくの間違いなのである。

人の心の状態を読む仮説②――社会的知能系

社会的思考と非社会的思考とを、脳はまったく別のネットワークで扱う。神経心理学者のクリス・フリスと、自閉症に詳しいウタ・フリスが行った実験の結果を見れば、一目瞭然だろう。ふたりは次のような実験を行った。

被験者はそれぞれ3種類の文章を読む。そのうちのひとつは複数のセンテンスを組み合わせた、メンタライジング能力なしには理解できない物語である。「警官の横を走り去る泥棒が手袋を落とした。急いで逃げていたため、男は自分が手袋を落としたことに気づかなかっ

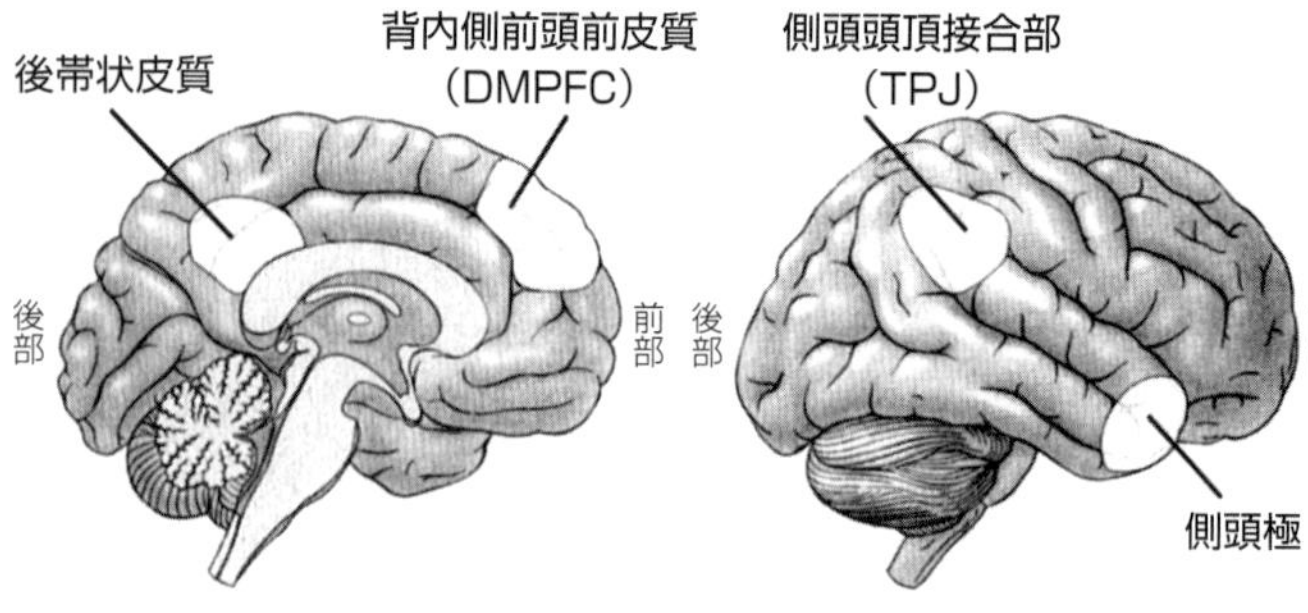

図13　メンタライジング系

た。その時、警官が『おい、ちょっと待て！』と大声で呼び止めた。その声を聞いた泥棒は聞かれてもいないのに、『すみません、私が犯人です』と自首してしまった」。この男の行動を理解するためには、警官が呼び止めたのは手袋を返すためだったにもかかわらず、自分の悪事がバレたからだと泥棒が勘違いしたせいだと、読み取れなければならない。そして、この実験で用いた3種類の文章のうち、あとの2種類はメンタライジング能力の必要のない単独のセンテンスである（「空港の名前が変更になった」「ルイーズは小さなビンの栓を抜いた」など）。

　メンタライジングの必要がないセンテンスを読むと、言語やワーキングメモリと関係のある外側前頭前皮質が活性化する。ところがメンタライジングの必要な文章を読む時には、背内側《はいないそく》前頭前皮質（ＤＭＰＦＣ）や側頭《そくとう》頭頂接合部（ＴＰＪ）、後帯状《こうたいじょう》皮質、側頭極が活性化する（図13）。側頭頭頂接合部は、側頭葉と頭頂葉とが接する領域を指す。後帯状皮質は帯状皮質の最後部に位置し、側頭極は側頭葉のいちばん前の部分である。

本章で紹介したフリッツ・ハイダーの実験を思い出してほしい。アニメーション映像の三角と丸の動きを見た被験者が、単なる図形に考えや感情、意図を読み取った実験である。フリスが同様の実験を行った結果、被験者の背内側前頭前皮質と側頭頭頂接合部が活性化していた。ところがメンタライジング機能が弱く、相手の心の状態を読み取ったり理解したりするのが苦手な自閉症の人では、その領域に弱い反応しか見られなかった。つまり、図形を見て、その動きを社会的に解釈する時には、メンタライジング能力を支える領域が活性化するのである。

心理学者のロベルト・カベサは、独創的な方法を用いてメンタライジング能力を調べる実験を行った。被験者は胸のあたりに、一定の間隔で自動的に撮影するカメラを下げてあちこち歩く。すると、日常的な体験を写した写真が何百枚も集まる。その後、被験者はＭＲＩのなかに入って、自分が撮影した写真を、撮った順番に見ていく。彼らはまた、他の被験者が撮った写真も順番に見る。自分が撮った写真を見る場合、その時々の体験が頭のなかによみがえる。だが他の被験者が撮った写真を見る場合には、メンタライジング能力を働かせて、写真の点と点を結ぶ体験を想像しなければならない。「この人はいったいどこへ行こうとしているんだろう?」「彼女、これから何をするつもりなのかしら?」といった具合である。

実験の結果、別の被験者が撮った写真を見ている時のほうが、メンタライジング能力を支える領域がずっと活発に反応していたのである。

この15年間、たくさんの専門家が同様の実験を行い、次のように結論づけた。第1に、メンタライジング能力を働かせている時には、ほぼ例外なく背内側前頭前皮質と側頭頭頂接合部が活性化する（後帯状皮質と側頭極もかなりの割合で活性化していた）。そのため、私はこの領域を「メンタライジング系」と名づけた。第2に、ワーキングメモリや非社会的思考、流動性知能に関係のある領域は、これらの実験の間、ほとんど活性化していなかった。つまり進化は、社会的思考と非社会的思考とにまったく別のネットワークを与えたのである。

デフォルト・ネットワークによるメンタライジング

メンタライジング系の話をするのは、実はこれが初めてではない。すでに2章で、「デフォルト・ネットワーク」という名前で紹介済みなのだ。他者の心を理解する時に活性化する領域と、脳が安静にしている時に活性化する領域とはほぼ重なる。夢を見ている時に〝オン〟になるのもこの領域である。2章で私は、「デフォルト・ネットワークが活性化するからこそ、人間は社会に関心を持つ」と述べた。その同じネットワークを、今度はメンタライジング能力の視点から捉えれば、このネットワークがどれほど重要な役割を担っているのか、さらに明確なイメージが摑めるのではないだろうか。

私の研究グループは、人が安静にしている時のデフォルト・ネットワークの活動を明らかにするとともに、その活動と、私たちが人の心を読んでいる（メンタライジング課題を行っている）時との関係も明らかにしようとした。実際、デフォルト・ネットワークとメンタライジング系は解剖学的に重なる。問題となるのは、次の2点である――「私たちが安静にしている時、このネットワークは本当に社会的な活動をしているのか」。そして「その活動はどんな役割を担っているのか」。メンタライジング課題を行っていない時、デフォルト・ネットワークがどんな活動をしているのか、これまではよくわかっていなかった。

私は2章で、デフォルト・ネットワークは何千時間も使って、社会的な情報を処理する練習をしているのではないかと指摘した（グラッドウェルの「1万時間の法則」を思い出してほしい）。もしそれが本当なら、これまでこのネットワークを強く活性化させてきた人ほど、社会的な思考に優れていなければならない。練習を重ねれば重ねるほど、人はその分野のエキスパートになれるはずだからだ。そこで私たちはまず、安静時に被験者がデフォルト・ネットワークをどれだけ強く活性化させているかを調べた。「今、このネットワークを強く活性化させている人は、過去にも強く活性化させてきたはずであり、それが現在の優れたメンタライジング能力につながっているのではないか」と考えたからである。そしてこの第1の仮説を確かめるために、私たちは被験者のデフォルト・ネットワークの活性化の度合いと、メンタライジング能力との関係について調べた。

すると安静時に背内側前頭前皮質が強く反応していた被験者は、メンタライジング課題をこなすスピードが速かった。実際、この領域を最も強く活性化させていた被験者は、活性化の度合いが最も弱かった被験者と比べて、課題を終えるスピードが10％も速かったのである。この10％という数字は、実社会のいろいろな場面で大きな影響をもたらすはずである。私たちのこの実験は、デフォルト・ネットワークの活性度とメンタライジング能力との関係を示す初めての証拠となった。とはいえ、長期にわたって被験者を追跡しない限り、このネットワークの活動が本当に社会的な思考能力を高めるのかどうかについては断言できない。そこで、私たちは次のような第2の仮説に焦点を絞った。

私はやはり2章で、「デフォルト・ネットワークは空いた時間を使ってもっぱら社会について考え」、「社会から受け取った情報を処理（そしておそらく再処理）して、社会的に考え、社会的に行動する準備をしているのではないか」と述べた。つまり、「デフォルト・ネットワークは次に起きるできごとを社会的な側面から捉え、他者の行動をメンタライジングのレンズを通して見る準備をしているのではないか」というのが、私たちの第2の仮説である。

この仮説を確かめるために、私たちは被験者に3つの課題に取り組んでもらった。そのうちのひとつにはメンタライジング能力が要求されるが、残りのふたつには必要がない。また各課題の間には2〜8秒の休憩タイムを設けた。そして「この短い休憩の間にデフォルト・ネットワークがどの程度、活性化するか」と、「活性化の度合いが、その後に続く課題をこなす能力にどう影響を与えるか」について調べたのである。

するとデフォルト・ネットワークが強く活性化した被験者では、その直後に出たメンタライジング課題の成績が良かった。反対にデフォルト・ネットワークの活動が弱かった被験者では、メンタライジング課題の成績は良くなかった。しかもこの結果は、メンタライジング能力を必要としない課題の場合には当てはまらなかった。つまりデフォルト・ネットワークが強く活性化した直後に、メンタライジング能力を必要としない課題が出た時には、成績になんの影響も与えなかったのである。これは「デフォルト・ネットワークによって私たちが社会的に考える準備をし、他者の心の状態から世界を見る準備をしている」という有力な証拠ではないだろうか？

私たちが安静にしている時に、脳はデフォルト・ネットワーク以外の領域を活性化して、世界を非社会的なレンズで見る準備もできたはずだ。ところが進化が選択したのは、機会あるごとに脳を初期設定にリセットして、私たちが社会的に考え、世界をメンタライジングのレンズを通して見る準備だったのである。

社会的思考は、社会的生活のために発達した

私たちは1日に何百回もメンタライジング系を使って、他者の心の状態を読んでいる。だがメンタライジング能力は、ただ誰かをこっそり観察するためだけに発達したのだろうか？

いいや、そうではない。たとえば誰かと協力し合って何かを成し遂げる時には、自分以外の人がうまく作業をこなせるかどうかや、相手とうまくコミュニケーションできるかどうかがカギになる。つまり相手の心の状態を常に把握し、予測できなければ、大きな目標を達成したり成功したりはできないのだ。

あなたが友だちと、迷路に動物を閉じ込めるビデオゲームをしているとする。動物を逃さないためには友だちと協力し合わなければならない。だが、オンラインゲームのために、相手とは直接、戦略を話し合えない。そういう状況であっても、友だちの動きを見れば相手の意図するところがわかり、それに合わせてこちらもどう動けばいいのかが判断できるだろう。

認知神経科学者の吉田和子《わこ》は、「牡鹿狩り《スタグハント》」と呼ばれるゲームを用いてメンタライジング系の実験を行った。このゲームでは、ふたりの被験者（ハンター）が迷路のなかのウサギか牡鹿を捕まえなければならない。ウサギはひとりでも簡単に捕まえられるが、得点1しか得られない。一方の牡鹿は協力しなければ捕まらないが、得点2を獲得できる。牡鹿はひとりでは捕まえられないため、片方の被験者だけが捕まえに行っても得点は必ずゼロである。そこで相手のハンターの動きを見て、その意図を読み取らなければならない。実験の結果、相手の動きを予測するのが難しければ難しいほど、被験者のメンタライジング系が強く活性化していた。私たちの祖先が言葉を持たなかった時代、群れで獲物を仕留めたり、敵や獣の注意を逸《そ》らしたりするのは難しかった。群れの仲間が出す単純な合図を読み取ったうえで、協力し合わなければならなかったからである。

　私たちは協力し合う動物であると同時に、競い合う動物でもある。利益をめぐって争う状況では、相手の目的と意図を正確に読み取る能力がますます重要になる。相手がわざと間違った情報を送ってくる可能性があるからだ。ポーカーは、ちょっとした知識さえあれば、あとは運が左右するゲームだと素人は思うだろう。ところがプロのプレイヤーにとって、勝負はほぼ技術《スキル》で決まるという。スキル１：辛抱強さ。スキル２：はったり《ブラフ》。スキル３：相手のブラフを見破る能力。プレイヤーどうしが辛抱強く、スキル１では両者ともにひけを取らない場合には、勝負を決めるのはたいていブラフの技術と相手のブラフを見破る能力である。

　神経経済学者のジョルジオ・コルセリは次のような実験を行い、被験者が相手の考えを読んだり、その裏をかいたりする現象をとらえた。被験者は０から１００までの間で数字をひとつ選ぶ。この時、被験者は常に他の被験者が選ぶ数字を予想して、自分の数字を選ばなければならない。具体的に説明しよう。たとえばある回のルールでは、「全員が選んだ数字の平均値を出し、その３分の２の数字に最も近かった被験者を勝ちとする」。ところが、そのルールにはまったく無頓着に〝なんの戦略もなく〟数字を選ぶ被験者もいるだろう。あるいは〝少しばかり戦略的な〟人は、自分以外の被験者がまったく戦略的ではないと考えて、全員が選ぶ数字の平均値は50のはずだから、その３分の２を計算して33と答えるかもしれない。〝さらに戦略的な〟被験者は、他の被験者は少しばかり戦略的だから、平均値を33と読むはずだと考えて、その3分の2の22を選ぶ。

コルセリは実験後に、それぞれの被験者の〝戦略的知能指数《IQ》〟を計算した。他の被験者の戦略的な度合いをどのくらい考慮して——すなわち他者の心をどのくらい読んで——、それぞれの被験者が数字を選んだかを計算したのだ。その結果、戦略的知能指数の高い人ほど、メンタライジング系である背内側前頭前皮質が強く反応していた。その一方で、非社会的な知能指数と関係のある外側頭頂皮質は活性化していなかった。

インフォメーションDJ

優れたDJはクラブやディスコ、野外ライブで、客の好みやその場の雰囲気を瞬時に読み取り、最高に盛り上がれる曲を切れ目なくかけ続ける。普段、楽しむために音楽を聞く私たちと違って、DJはどんな客を相手にどの曲をかけて、どう盛り上げていくかを常に意識しながら楽曲を聞いている。

インターネットやソーシャルメディアのおかげで、現代は誰でも〝インフォメーションDJ〟になれる時代だ。おおぜいの人が毎日、興味ある話題や情報をフェイスブックやツイッターに投稿して、世界中の人と共有しようとする。インフォメーションDJは共有する話題を選び出し、友だちやフォロワーの傾向をよく理解して、その情報をうまく伝える方法にも通じていなければならない。

数年前、私と神経科学者のエミリー・フォークは、誰かに必要だと思ったり、あるいは、その人にぜひとも伝えたいと思うような情報を見つけた時、私たちの脳にはどんな変化が起きているのかについて話し合った。私たちが「これは」と思うような情報を覚えておくのは、純粋に自分のためだろうか？　それが自分の役に立つとか、自分にとって面白いといった理由のために？　それとも私たちが情報を選び出すのは、誰かに伝えて相手の役に立ったり、その人を喜ばせたりするためではないだろうか？　誰かにとって良い情報やためになる話を伝えられれば、相手ともっと深くつながり、充実した関係を築きやすくなるからだ。

私とフォークは、次のような実験を行った。被験者はfMRIのなかに入って、まだ企画段階にあるTV番組の試験版《パイロット》をたくさん見る。被験者はTV局の「実習生役」になって、さらに詳しく検討すべき番組だけを選んで、忙しい「プロデューサー役」に提案する。プロデューサー役の被験者は、実習生から聞いた情報を頼りに、さらにその番組をTV局の重役に提案したいかどうかを判断する。

さて、TV番組のパイロット版を初めて見た時の実習生の脳の状態と、自分の提案をプロデューサー役にうまく伝えられたかどうかとの間には、なんらかの関係があったのだろうか？　実習生が「この番組は面白い」と思う情報を目にし、その情報をプロデューサーにうまく伝えられ、しかもプロデューサーが重役にまで話を持っていこうと判断した場合には、その情報を初めて目にした時の実習生の脳は、クリスマスツリーに一斉に豆電球が灯るようにメンタライジング系が活性化していたのである。だがそれ以外の領域には、ほとんど変化はなかった。

私たちが当初、活性化を予想していた領域は論理的思考系や記憶系だった。ところが、実際に活性化したのはメンタライジング系だったのである。新しい情報に初めて触れる時でさえ、私たちの脳は、その情報を誰に、どれほど説得力ある方法で伝えられるかについて考えているのだろう。

私たちはまた、それぞれの実習生の違いについても注目した。彼らのなかには、プロデューサーを説得する高い能力を持つ者がいたのだ。彼らは優れたセールスパーソンだった。自分の考えを他者に〝売り込む〟のがうまい被験者の脳ではただ1ヵ所、メンタライジング系の側頭頭頂接合部が活性化していたのである。このように私たちは、メンタライジング系を使って日々、膨大な量の情報をふるいにかけて相手に伝える情報を選び出し、彼らの役に立ち、人や社会とのつながりを深めようとしているのだ。

練習だけでは完璧になれない

メンタライジング系は非常に重要な役割を担っている。他者の心を読み取るこのメカニズムがなければ、私たちはたちまち途方に暮れてしまうに違いない。それでは、メンタライジング系は意識せずとも働くのだろうか？　それともワーキングメモリのように、意識的に働かせようとした時にだけ働くのだろうか？　その答えは少々複雑だ。メンタライジング系は自然にスイッチが入るにしろ、実際はワーキングメモリ系のように意識した時に働く。

つまり、メンタライジング系は努力しなければうまく働かない。となると、人間にとって少々厄介な問題が発生する。なぜなら人間は怠《なま》け者で、あまり努力が好きではないからだ。そのため、努力の必要なメンタライジング系を使わずに済む近道があるのなら、私たちはその手っ取り早い方法を使おうとする。その時、私たちが用いる方法が「ヒューリスティック」と呼ばれる思考方法である。この方法は過去の経験に基づいているために、「経験則」と同じような意味で用いられる。私たちはその経験則を使って、意思決定を簡単に行おうとする。たいていの場合に役に立ち、便利なうえにそれなりに正確だからだ。だが、それが時々、トラブルを引き起こす。

社会的に思考する時にも、私たちはよくヒューリスティックを用いる。そして他者の心を読む代わりに自分自身の心を読み、自分が見ている光景を他者も見て、自分の信念を相手も信じ、自分の好きな映画を友だちも好きなはずだ、と思い込んでしまうのだ。

心理学者のボアズ・ケイサーは、「指示者の課題」という優れた実験方法を考え出し、私たちの持つメンタライジング能力の限界を実証した。こんな場面を想像してみよう。テーブルを挟んで、あなたと別の被験者（指示者）が向かい合って座っている。ふたりの間には、縦横16個に区切った棚がある（図14）。棚のあちこちには、おもちゃの車やりんごなどが並

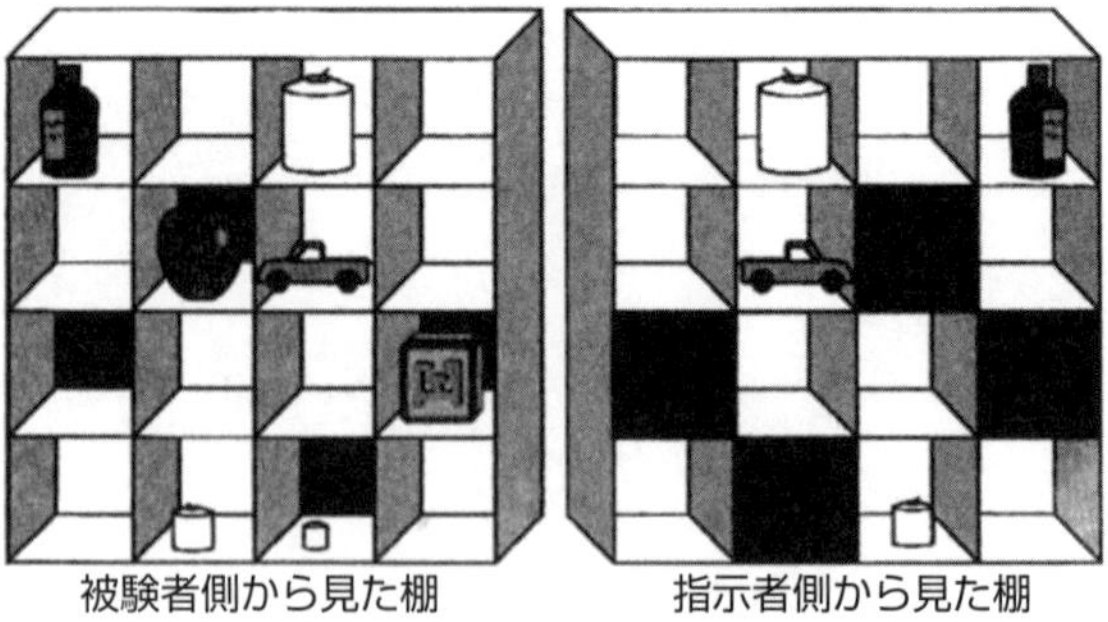

図14　「指示者の課題」で用いた棚
（出典：Keysar, B., et al. (2000). Taking perspective in conversation. *Psychological Science*, 11(1), 32-38.）

んでいる。だが棚の一部を塞《ふさ》いであるために、あなたには見えるりんごが指示者からは見えない。そしてあなたは相手の出す指示に従って、おもちゃの車やビンを別の場所に動かさなければならない（何をどう動かすように指示するのかについて、指示者はあらかじめ実験者から〝筋書き〟を渡されている）。相手がおもちゃの車を真下に移すように指示したとする。これは簡単だろう。ところが、思わずひっかかりそうになる指示もある。

　図14を見てほしい。大中小3つのキャンドルが置いてある。いちばん小さいキャンドルはあなたには見えるが、指示者には見えない。そして指示者が〝小さなキャンドル〟を動かすように言ったら、あなたはどうするだろうか？　認知神経科学者のアイロイーズ・デュモンタイルとサラ＝ジェイン・ブレイクモアは、小学生、10代、成人の3つのグループに、このキャンドル課題を試してもらった。すると小学生の80％が、3

つのうちの〝いちばん小さなキャンドル〟を動かしたのである。自分が見ている光景と同じ光景を、相手も見ていると思ったのだろう。

それでは、メンタライジング能力のずっと発達している大人ではどうだろうか？　もちろん間違えたりはしないはずだ。ところが、うっかり間違えた成人は45％にものぼったのである。大人はたしかにメンタライジング能力に優れているが、この実験が示すように、いつもその能力を確実に活用するわけではない。メンタライジング系をうまく働かせるためには、努力が必要だからだ。〝思考の面でもカウチポテト〟にできている人間は、努力しなくても済む楽な方法があれば、ついそっちに飛びついてしまうのだ。

相手の心を読むミラクルな心

他者の心を読む能力は人間の脳が持つ優れた特徴であり、私たちと他の種とを分ける重要な要素でもある。言語や抽象的思考だけでなく、メンタライジング能力があるからこそ、私たちはエアコンのある家で暮らし、ケータイを使って誰とでも会話を楽しめる。この奇跡のような思考プロセスなしには、企業も学校も成り立たず、友情やつながりも保てない。この能力のおかげで、相手が何を考え、どんな気持ちなのかだけでなく、将来、あるできごとが起こった場合、その相手がどのように行動するのかまでも想像がつく。相手の成長や関心事、あるいは状況の変化によって、その人の反応がどう変わるかまでも予測できるのだ。

T型フォードを世に送り出したヘンリー・フォードは言った。「顧客に何が欲しいかと訊ねていたら、『もっと速い馬が欲しい』という答えが返ってきただろう」。優れた発明の本質は、大衆の欲しいものを、それがまだかたちになる前に見つけ出すことである。スティーブ・ジョブズは、「人はかたちにして見せてもらうまで、自分が欲しいものを知らない」と言ったが、彼は当の私たちも知らないうちに、人が欲しがっているものを理解する天才だった。事実、iPodは発売と同時に酷評された。ところが、10年後の2011年までには全世界で3億個が売れ、たくさんの競合商品が追随するほど市場を賑《にぎ》わせた。ジョブズは、世間の人が一度でも彼の商品を体験すれば絶対に気に入るはずだという信念に、アップルの全社運を賭けたのである。

私たちは毎日、人の心を読む能力を使って、ちょっとした方法で相手の願いを叶えたり不安を解消したりして、彼らの人生をほんの少しだけ良くしてあげたりする。もしあなたがラッキーなら、彼らもまた、私たちの人生をほんの少しだけ良くしてくれるのだ。

6

他者の心を映し出す鏡

“動き”を“行為”として理解するミラー系の働きは、メンタライジング系を補完する

他者の考えや感情や意図を読み取る能力のおかげで、私たちは社会とつながり、孤独を遠ざけ、充実した毎日を送ることができる。本章では、他者の心を理解するために重要な役割を担う、第2のネットワークについて見ていこう。そのネットワークはメンタライジング系とは違って、人間だけでなく他の哺乳類にも備わっている。メンタライジング系とこのネットワークは、それぞれ異なる機能を持ち、たいてい相互補完的に働く。他者の行動を読み取ったり、相手に共感したりできるのも、性質の異なるこのふたつのネットワークがあるおかげなのである。

驚異の発見・サルのミラーニューロン

1996年、イタリアのパルマ大学で神経生理学者のジャコモ・リゾラッティ率いる研究グループが、人間がいかにして現在のような社会的動物に進化したのかについて、私たちの理解を根本的に変えてしまうような現象を発見した。彼らはマカクザルの脳内に、サル自身がピーナッツをつまみ上げた時と、実験者がピーナッツをつまみ上げるのをサルが見た時の両方で、活動電位を発生する神経細胞《ニューロン》（脳のなかで電気信号を発して情報をやりとりする、最小単位の細胞）を発見したのである。そしてそのニューロンが、ピーナッツを取ろうとする実験者の手の動きを見たサルの脳内で、まるで鏡に映った自分の姿を見ているように反応したことから、リゾラッティはその神経細胞を「ミラーニューロン」と名づけた。

知覚と思考と行動がそれぞれ脳の異なる領域と関係があると考えられていた当時、これは驚くべき発見だった。まったく同じ神経細胞が知覚と行動の両方に関係していたからだ。

この発見はたちまち、心理学の難しい問題を何でも解決する〝流行《はやり》の仮説〟としてもてはやされた。高名な神経科学者のV・S・ラマチャンドランも、ミラーニューロンは多くの謎を解明するカギだと考えた。彼はこう書いている。「（ミラーニューロンほど）この10年で重要な……物語はない」「ミラーニューロンが心理学に及ぼす影響は、DNAが生物学に及ぼした影響に匹敵する」。

実際、この発見を機に、心理学のいろいろな現象がミラーニューロンによって説明できると見なされた。言語能力や文化、真似、他者の心を読む能力、そして共感もそのひとつだと言うのである。もしそれが本当なら、なんともスゴい話ではないか。人間性にまつわるたくさんの謎や奇跡が、神経細胞ひとつでなんでも説明できてしまうのだから！

このようにミラーニューロンを〝万能薬扱い〟する勢力がある一方、その主張に声高《こわだか》に異を唱える勢力もある。私自身はどちらかと言えば後者に属するが、いつか研究が進んでミラーニューロンに対する正しい理解が得られる日を待ち望んでいる。現在、この神経細胞はふたつの役割──「他者を真似る能力」と「他者の心を読む能力」──を担っていると考えられている。まずは「他者を真似る能力」から見ていこう。実際、ミラーニューロンは「モノマネ細胞」とも呼ばれているのだ。

ミラー系は相手の真似をするのか？

人間の脳がほぼ現在の大きさになったのは約20万年前だが、私たちの祖先が複雑な道具を使いこなし、言語を用い、宗教や工芸といった高度な文化を持つようになったのは、およそ5万年前と考えられている。一説によれば、この頃、遺伝子に小さな突然変異が起き、それが転換点となって高度に発達した文化が次々に生まれたのだという。脳に遺伝子レベルの突然変異が起きたおかげでワーキングメモリ系が発達し、抽象的な考えを同時に保持できるようになったと考える専門家は多い。これに対して、前出のラマチャンドランは、「遺伝子の突然変異がミラーニューロンに影響を及ぼし、人間の進化を促した」と論じ、その変異を「人類の進化を大躍進させた原動力」と呼んだ。

技術や習慣の発達は、私たちが他者の真似をする能力に大きく左右される。自分自身がそう行動した時だけでなく、誰かがそう行動したのを見た時にもミラーニューロンが反応し、相手の行動に合わせて自分自身の行動を微調整できるのだとしたら、相手の真似をし、また真似を通して学習するうえで、ミラーニューロンは理想的なメカニズムと言えるだろう。とりわけ言語を持たない社会では、真似を通して学ぶ能力は、人から人へと、世代から世代へと、新しい技術を伝え広める重要な手段だったに違いない。狩りの仕方にしろ、雨露をしのぐ住《す》み処《か》のつくり方にしろ、小さな技術が伝わる時に新たな技術が加わって、広まっていく。となると、ミラーニューロンは〝元祖ソーシャルメディア〟と言えるのかもしれない。

1999年、神経科学者のマルコ・イアコボーニが論文を発表し、人間の脳にも〝ミラー系〟が存在するという初めての証拠を明らかにした。イアコボーニは観察と真似に着目して、被験者にただ相手の指の動きを見ているか、その指の動きを真似てもらうかした。すると、その両方で活性化する脳の領域が確認されたのだ。しかもそれは、マカクザルの脳で活性化した部位とほぼ同じ領域だったのである。

この発見から、人間の外側前頭皮質《がいそくぜんとうひしつ》と頭頂領域（図15）は、マカクザルのミラーニューロ

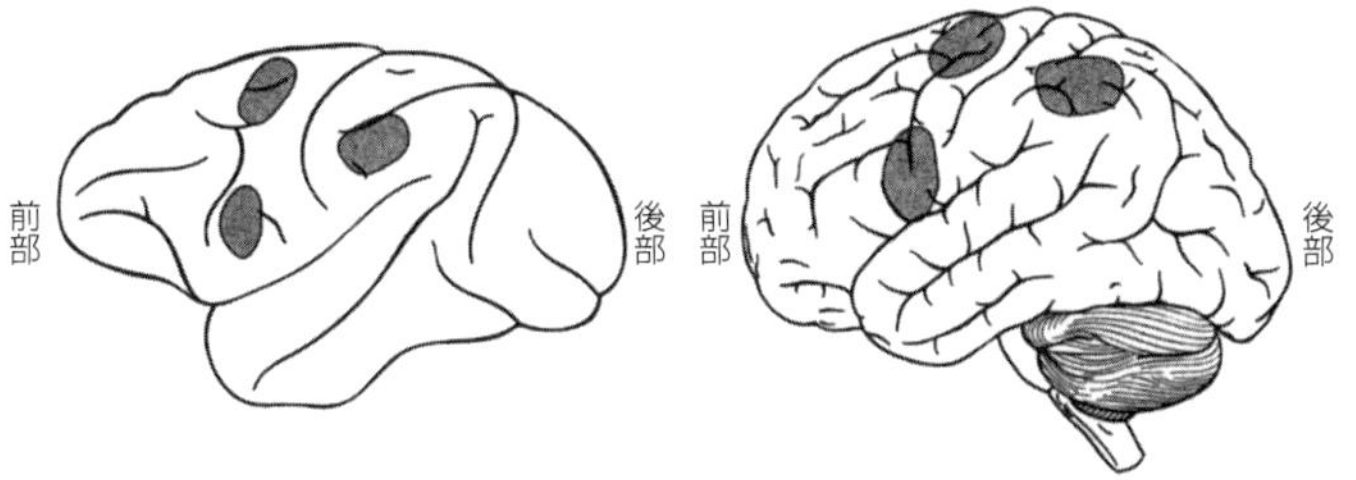

図15　マカクザル（左）と人間（右）のミラー系

ンと同様の特徴を持っていると考えられる。だが、ｆＭＲＩでは個々の神経細胞の活動までは直接とらえられない。だからこの種の実験では、人間の脳にミラーニューロンそのものを発見したとは主張できない。そのため人間の場合に、前頭葉の運動前野や頭頂間溝《かんこう》前方部、下《か》頭頂小葉《とうちょうしょうよう》は、ミラーニューロン系ではなく、あくまでも〝ミラー系〟と呼ばれる。ミラー系とワーキングメモリ系はともに外側前頭皮質と頭頂葉皮質にあるが、このふたつのネットワークは、同じ領域のまったく別の部位に存在する（運動前野は運動のコントロールと深い関係を持つ領域。頭頂間溝は頭頂葉にある脳の表面の溝、いわゆる脳のしわに当たる。また、下頭頂小葉は頭頂間溝の下部に位置する）。

イアコボーニは次に、ミラー系の機能を一時的に損傷すると、他者を真似る能力にどんな影響を与えるかについても調べた。この時、彼が用いたのが「経頭蓋《けいとうがい》磁気刺激（ＴＭＳ）」という方法である。これは、大脳皮質の特定の領域に銅コイルを当てて磁場を発生させ、その領域が持つ機能を一時的にオフにする方法だ。いかにも恐ろしげに聞こえるが、健康な被験者相手に適切に用いた場合にはまったく安全である。イアコボーニは、この方法で脳内のミラー系を一時的に痺《しび》れさせた被験者に、人の動きを真似てボタンを押してもらった。すると被験者は何度も真似に失敗して、うまくボタンを押せなかった。ところがミラー系以外の領域を痺れさせた場合には、失敗せずにうまくボタンを押せたのである。

それでは、指を曲げるといった単純な行為ではなく、模倣を通じてまったく新しい複雑な行為を学ぶ（つまり、新しい技術や方法を伝え広める）場合にも、ミラー系が関与しているのだろうか？　リゾラッティは、ギターを弾けない被験者が、ギターを弾く指の運びを真似る時に活性化する領域を調べた。その結果、複雑なコードの押さえ方を初めて真似た時にも、やはりミラー系が反応していたのである。以上から、ミラー系は、「他者を真似る能力」に大きな役割を果たしていると考えても差し支えないだろう。

ミラー系は相手の心を読むのか？

それではミラーニューロンの2番目の役割とされる、「他者の心を読み、相手の意図や目的を理解する能力」についてはどうだろうか？　その答えは「心を読む」「意図」「目的」といった言葉をどう解釈するかによりけりだろう。まずは、私たちがどうやって他者の心を読むのかについて、少々哲学的な話から始めなければならない。

前章で私は「心の理論」について取り上げた。「他者にも自分と同じように心があるという理論を持ち、その理論を用いて、いろいろな状況で相手の考えや意図や目的を論理的に推測できる能力」を指す言葉である。かつてはこれ以外に、他者の心を理解する能力を説明できる理論はなかった。ところが1986年に、哲学者のロバート・ゴードンが新しい可能性を示したのである。

ゴードンは、私たちが他者の意図を読み取る方法は他にもたくさんあると考えた。そのひとつが心の理論と関係がある「理論説」である。この説によれば、私たちは、他者の行動を理解するための〝一般的な理論《セオリー》〟を持っており、その理論を当てはめて相手の意図を推し測るのだという。具体的に説明しよう。誰かが「朝から何も食べていない」と言ったとする。それを聞いた私たちは、「彼はお腹が空いているはずだ」と思い、「お腹が空いているのならば、きっと何かを食べたがっているはずだ」という具合に、一般的な理論を使って彼の意図を推測する。

そして他者の意図を読み取るふたつ目の方法が、自分を相手の立場に置いて、「自分ならどうするか」を思い描くという「シミュレーション説」である。たとえば恋人の浮気現場を目撃した女性の気持ちを理解するためには、その場面を思い浮かべ、自分がその女性の立場になって、自分自身の反応を想像してみるのだ。

理論説でもシミュレーション説でも、たどり着く結論は同じかもしれない。だが、そこに至るまでのプロセスはまったく違う。理論説では、私はある状況に〝ついて〟論理的に考え、「どんな人でもおそらくこんなふうに反応するだろう」と考えた。一方のシミュレーション説では、私はその状況に〝置かれた自分〟を想像し、「自分ならどう反応するか」を考えた。前者の場合、推測の正しさは、私の論理の確かさと、相手の心が一般的な人の心にどれほど似ているかによる。後者の場合では、推測の正しさは、私がその場面を思い描く確かさと、相手の心が自分の心にどれほど似ているかによる。

ここで重要なのは、ミラーニューロンが果たしてこのふたつの理論と関係があるのかどうかである。リゾラッティとともにミラーニューロンを発見したパルマ大学のヴィットリオ・ガレーセは、「ミラーニューロンはシミュレーション説を脳神経レベルで実行する」と主張する。しかも、シミュレーション説こそが私たちが他者の心を読む方法だと論じ、「他者の心を直接的な体験によって理解する根本的なメカニズムは……観察したできごとを、ミラーメカニズムによって直接シミュレーションすることだ」と述べている。

ガレーセが主張したように、他者を見ただけで直観的に、しかも自動的に相手の体験を理解できるのならば、「ミラー系がシミュレーション説を脳神経レベルで実行する」という考えはますます説得力を増す。ガレーセの考えは次のように展開する。あなたの脳のなかにある「手を伸ばした時に発火する」神経細胞が、誰かが「手を伸ばす行為」を見た時に発火するのは、あなたの脳の神経細胞が、あなたが見ている相手の神経細胞の状態と一致するからだ。誰かがカップに「手を伸ばす行為」を見た時、あなたと相手の「手を伸ばす時に発火する」神経細胞は活発に反応する。ガレーセはそれを「運動共鳴」と呼んだ。相手が体験している運動状態と同じ運動状態をあなたも神経レベルで体験しているのなら、あなたの脳は本質的に相手の脳の重要な側面を模倣《シミュレーション》していることになる。だからこそ、相手がなんらかの行為をしているのを見ただけで、相手の心の状態も自動的に理解できるのである。

あなたの脳は相手の脳を映し出す。だからこそ、自分自身の心の状態がわかるだけで、相手の心の状態も自動的に理解できるのだ。言い換えればミラーニューロンは——相手の心の状態を理解しようとするか、しないかにかかわらず——他者の心を自動的に読む、魔法のような装置を与えてくれたことになる。

鏡の亀裂

それでもまだ、「ミラー系は、他者の心を読む機能の中心的な役割を担っているのではない」と主張する専門家は多い。

ミラーニューロンの研究者は、この神経細胞の重要な特徴のひとつは、他者の行為が持つ〝意味〟に反応する点だと主張してきた。誰かがピーナッツの殻を割るところを、あなたが見たとする。その行為を見ると、あなたは視覚情報を得る。また、殻を割る時には音も出る。だが殻を割る行為を見たにせよ、その音を聞いたにせよ、「他者の心を読もうとする」私たちが焦点を合わせているのは、その行為が持つ意味である。つまり、その人が「殻を剝《む》いて、なかのピーナッツを食べようとしている」という意図である。もし神経細胞が殻を割るという行為を見た時には反応するが音には反応しなかったり、あるいは反対に、音には反応するが行為を見た時には反応しないのであれば、その神経細胞は単に知覚レベルで反応しているだけに過ぎない。仮に、神経細胞が他者の行為の持つ意味に反応しているのであれば、その行為を見た時にも音を聞いた時にも、ミラーニューロンは活発に反応するはずである。2002年、リゾラッティはその考えを証明しうる理想的な神経細胞を見つけ出した。ある行為を見た時と音を聞いた時の両方で反応するミラーニューロンである。

だが認知科学者のグレゴリー・ヒコックは、リゾラッティの主張に潜む重大な欠点を指摘する。リゾラッティの研究チームはまず、通常のミラーニューロン（相手の行為を見た時と、自分がその行為をした時に発火する）を探し出し、そのなかから音にも反応する神経細胞を見つけ出した。だが、その割合はわずか15％に過ぎなかった。つまり、残りの85％は音には反応せず、相手の行為を見た時にしか反応しなかったのだ。となると、ミラーニューロンが行為の持つ意味に反応するとは断言できない。マカクザルのミラーニューロンのなかには、たしかに行為の持つ意味に反応するものもあるようだが、大半はそうではない。

リゾラッティはさらに実験を行い、ミラーニューロンが行為の意味に反応するという仮説を裏づける第2の証拠を見つけ出した。実験者が仕切りの裏に隠れた物体に手を伸ばすのを見た時にも、サルのミラーニューロンが反応したのである。

彼はまず、実験者がある物体に手を伸ばして摑むところをサルに見せた。すると、その行為を見たサルのミラーニューロンが発火した。リゾラッティは次に、その物体の前に仕切りを置いて、実験者がその物体を摑むところが直接、サルには見えないようにした。そして仕切りの裏にあるその物体に手を伸ばすと、その行為を見たサルの脳内で、やはりミラーニューロンが発火したのだ。視覚以外の情報を元に行為を認識する場合にも、ミラーニューロンが反応するということの実験結果こそ、「ミラーニューロンが行為の意味に反応している証拠だ」というのが、リゾラッティの主張である。

ところがヒコックは、その考えにも欠点があると指摘する。「マカクザルはただ単にワーキングメモリを使っただけではないのか？　ミラーニューロンは行為の意味ではなく、脳に一時的に保持していた映像に反応しただけではないか？」という疑問を呈したのだ。

心理学者のシシリア・ハイエスは、まったく別の視点からこの神経細胞の役割に異論を唱え、「ミラーニューロンの目的は、運動共鳴によって相手の心の状態を自動的に理解することではない」と論じた。ハイエスによれば、手を伸ばした時に発火するニューロンが、自分が手を伸ばした時と、誰かが手を伸ばしたのを見た時の両方で発火する理由は、相手の行動を鏡のように映し出すためではなく、過去の体験によるものだという。「ミラーニューロンは単なる運動神経細胞に過ぎず、手を伸ばすという自分自身の行為を見ると反応するように、長い間に条件づけられただけだ」と主張する（その後、他者が同じ行為をするのを見た時にも反応するようになった)。

この考えを実証するために、ハイエスは巧妙な実験を行った。ミラーニューロンが本当に運動共鳴するのであれば、手を動かす相手の行為を見て自分の足を動かした時には、ミラーニューロンは反応しないはずだ。ところが、この場合にもミラーニューロンは反応したのである。どうやらミラー系は、ある行為を見て別の行為をする時にも活性化するらしい。このようにミラーニューロンが、あなたの手の動きと私の足の動きとを結びつけるのなら、その反応が運動共鳴で、人の心を読む働きを持つとは考えにくい。

ハイエスは次のような実験も行った。テーブルに、親指と人差し指でつまめる小さなもの(たとえば角砂糖)と、5本の指を使って摑む円筒形のもの(たとえばスープ缶)が置いてある。被験者の最初のグループはビデオを見て、相手の動きや手のかたちを真似る。つまり相手が角砂糖をつまみ上げたら、あなたも角砂糖をつまみ上げなければならない。別のグループは、相手とは別の動きをするように指示される。つまり相手が角砂糖をつまみ上げたら、あなたは5本の指を使ってスープ缶を摑み上げなければならない。すると相手の行為を真似た時よりも、相手とは別の行為をした時のほうが、ミラー系が強く反応したのである。

もしガレーセが述べたように、脳のなかで本当に運動共鳴が起きるのであれば、自分が見た行為とは別の行為をした時に、ミラーニューロンが強く活性化するはずがない。この実験からもわかるように、ミラー系は、自分の心の状態を他者の心の状態に合わせるためだけにつくられたのではないのだ——実際、ミラー系は他にも重要な役割を担っているのである。

同じ現象を研究していても

シミュレーション説に触発されたミラー系陣営と、心の理論に触発されたメンタライジング系陣営はこれまで、たくさんの実験を行ってきた。だがたとえ理論は違っても、他者の心の状態を理解する時に活性化する脳の領域は同じはずである。

ところがｆＭＲＩを用いた実験によれば、両陣営が示す領域は決して重ならない。解剖学的に一致しないだけではない。お互いが主張する領域が逆の相関関係にあり、安静にしている時にメンタライジング系が活性化すると、ミラー系はオフになるのだ。

表向きは同じ現象を研究しながら、両陣営が主張する脳の領域が一致しないのはなぜだろうか？　考えられる理由はふたつある。第１に、それぞれの研究手法が違うからである。メンタライジング系陣営が実験によく用いるのは、言葉による質問や漫画のようなイラストである。つまり、用いる道具がかなり抽象的なのだ。対するミラー系陣営は、実際の行為を見せて実験を行う。これでは、実際の行為を見ないメンタライジング系の実験中に、ミラー系の領域が活性化しないはずである。またメンタライジング系の実験では、ある人の心の状態を暗示するような文章を読んだ後、被験者はその人物の考えや動機やパーソナリティについて質問に答える。ところがミラー系の実験では、被験者にそのような質問をしない。つまりメンタライジング系が扱う分野には、ほとんど踏み込んでいないのだ。

両陣営が主張する脳の領域が重ならない第2の理由は、「目的」や「意図」といった言葉の持つ意味と関係がある。こう説明すればわかりやすいだろうか。友だちが朝8時からウィスキーをあおっていた。あなたが理由を訊ねたところ、「飲むためだ」という答えが返ってきた。厳密に言えば、彼はあなたの質問に答え、ウィスキーを飲んでいる目的を告げた。だが、この答えはあなたにとって納得のいくものではない。彼が「飲みたいから飲んでいる」のは、わざわざ訊かなくてもわかる。あなたが本当に知りたいのは、朝っぱらからウィスキーをあおりたくなるような特別な理由である。「飲むためだ」と「リストラされた憂《う》さを晴らすためだ」とでは、どちらも質問の答えには違いないが、「目的」という言葉の持つ意味が大きく異なる。

1980年代、心理学者のロビン・ヴァレカーとダニエル・ウェグナーは、私たちが同じ行為を、いろいろなレベルで表現する方法について調べた。たとえばパソコンのキーボードを打つ行為は、「10本の指を上下させる」から「文字を打ち込む」「本を執筆する」「自分の知見をたくさんの人に伝える」までの、いろいろなレベルで言い表せるだろう。そのうち「10本の指を上下させる」という最初の言い方が、動きを表す最も低レベルの表現であり、徐々に長期的で高レベルの目的と大きな意味を持つ表現に変わっていく。私たちはその時、その行為を、自分にとって最も関心のあるレベルで言い表そうとする。キーボードに不慣れな者にとっては、どの指でどのキーを打つかが最大の関心事だろう。一方、キーボードを打ち慣れた者にとって関心が高いのは、作成した文章によって自分が伝えようとしている内容のはずだ。

ミラー系とメンタライジング系の両陣営の最大の違いは、それぞれが説明しようとしている目的の種類にある。ミラー系の陣営が重視するのは、低レベルの運動意図である（「彼がスイッチを入れたのは、明かりをつけるためだ」など）。一方、メンタライジング系の陣営が重視するのは、もっと高レベルの意図である（「彼がスイッチを入れたのは、期末試験の勉強をするためだ」など）。そして普段の生活で私たちが「目的」と言う時には、たいてい後者を指すのではないだろうか？

運動共鳴という考え方は、私たちが低レベルの意図を理解する方法を説明する。誰かが照明のスイッチを入れるところを見ると、私の脳のなかにある「照明のスイッチを入れる」時に反応するミラーニューロンが発火する。だがその神経細胞は、誰かが照明をつける時の高レベルの意図を説明しない。人が照明をつける理由は数え切れないほどあるはずだ――「深夜に階下で物音がしたから」「夢のなかで思いついたアイデアを忘れないように書き留めておくため」などである。だがたとえ理由は違っても、スイッチを入れる動作は変わらない。だから、そこにどんな高レベルの意図があるのかについて、運動共鳴は何も教えてはくれない。そこで、高レベルの意図を理解するために必要となるのが、メンタライジング系の働きである。それでは、私たちがメンタライジング系を使って高レベルの意図を理解する時に、ミラー系はどんな役割を担っているのだろうか？

何を、なぜ、どのように

他者の行動を目にした時、たいてい次の3つの問い――「何を」「なぜ」「どのように」――が思い浮かぶ。最初の問いは、「何を」である。その人はいったい「何を」しているのか？　その問いに私たちは、たとえばこんなふうに答えるはずだ。「道を横切っている」「キーボードを打っています」など。その後には次のどちらかの問いが続くだろう。その人自身に興味がある場合には、「なぜ」そう行動しているのか？　答えは「会社に行くためだ」「最終原稿を仕上げるためです」などである。だが、相手の行為そのものに関心が向けられる場合もある。その行為を「どのように」するのか知りたい時だ。たとえば、どうやったらギターをうまく弾きこなせるのか、ギター教室の生徒が講師のワザを知りたい時などがそうだろう。

ミラー系とメンタライジング系が「何を」「なぜ」「どのように」の理解にどう関係があるのかについて、私の研究室は実験を行った。ビンをリサイクルボックスに入れている女性の姿を見て、「彼女はなぜリサイクルしているのだろう？」と思った時には、メンタライジング系の働きを必要とする高レベルな答えになるはずだ。「彼女はエコ志向だから」「自分がリサイクル熱心な女性だと、アピールしたい男性がいるから」といった具合である。ところが自分もリサイクルしたいと考え、「資源をどのように分別するんだろう?」と思った時には、ミラー系の働きを必要とする低レベルの答えになるはずだ。「彼女はガラスとプラスチック類を青いボックスに入れている」などである。私たちの実験でも、「なぜ」の問いに答える時にはメンタライジング系が、「どのように」の問いに答える時にはミラー系が活性化していた。

私たちはまた、人が「何を」の質問に答える時の脳の活動についても調べた。被験者に、たとえば女性が教科書にマーカーを引いている場面を写したビデオを見せるか、その行為を描写した文章を読んでもらう。ところが「彼女は教科書にマーカーを引いています」という文章を読めば、「何を」はすでに描写されてしまっている。そこで、文章を読んだ時には反応がなく、ビデオを見た時に活性化する脳の領域を調べれば、そこが「何を」に関係のある領域だとわかるはずだと考えた。

この時、ふたつの発見があった。ひとつは、視覚野が著《いちじる》しく活性化していたのだ。文章よりも映像のほうが視覚情報は多いのだから、これは当然の結果だろう。ふたつ目の発見として、ミラー系が活発に反応していた。行為を映像で示した場合には、その後に「なぜ」かと「どのように」かのどちらの質問が続いた場合でも、ミラー系の反応が見られた。さらに「なぜ」かと「どのように」かの質問をしている間に、被験者には7桁の数字を暗唱してもらった。そのようにして一時的に注意を逸らされた場合でも、やはりミラー系が活性化していたのである（数字を暗唱させる課題は、普段、意識せずに行うプロセスが、注意を逸らされた時にもやはり無意識に行われるのかどうかを確かめるために、実験者がよく用いる手法である）。注意を逸らされている間にもミラー系が活発に反応していたという事実からすると、ミラー系を使う「何を」の解読はかなり自動的に行われるらしい。一方、数字を暗唱している間、メンタライジング系の活動は静かだった。注意を逸らされると、このネットワークはあまり効果的には働かないのだろう。

「なぜ」の世界に生きる私たち

以上のような実験から、他者の心を理解する時にミラー系が、何をして、何を行わないのかが明らかになった。ミラー系は高度なマインドリーディングは行わない。朝っぱらからウイスキーをあおっている人のパーソナリティや動機を探るのは、ミラー系ではなくメンタライジング系の仕事なのだ。

ミラー系は、メンタライジング系が高レベルの意図を理解するための土台となる働きをしている。ミラー系は、人が「何を」しているのかを理解する。つまり、私たちのからだの〝動き〟を〝行為〟として認識する。ミラー系のこの働きは、まさに脳の偉業と呼ぶにふさわしい。ミラー系は私たちのように心がある動物の世界を、運動ではなく行為の点から捉えるのである。

あらゆる運動は、角度や方向、回転、加速といった数限りない運動要素で言い表せるだろう。だが単にそのような要素で言い表したのでは、その運動の裏に隠れた意図を読み取れない。複雑な要素で成り立つ〝運動〟を、簡潔な言葉で言い表せる〝行為〟に捉え直すミラー系の働きがあって初めて、私たちは、メンタライジング系を用いて他者の目的や意図や望みを心理的に分析できるのだ。

「10本の指を上下させる」という表現は、なんら特別な意味を持たない。一方、「文字を打ち込む」という表現は、多少なりとも心理的な要素を含んでいる。それ自体は高レベルな意味を含まなくても、その行為の裏には意味や動機が隠れている。相手が「何を」しているかを理解するミラー系の働きは、メンタライジング系が「なぜ」を理解するための第一歩なのだ。ミラー系の働きは本質的に、メンタライジング系が論理的に働いて「なぜ」の問いに答えるための前提を提供することだ。このミラー系のおかげで、私たちは〝運動〟ではなく、〝行為〟の世界に生きている。つまり私たちは、意味の世界に生きているのだ。

ミラー系があるからこそ、私たちは世界を社会的なものとして体験し、他者の行為に心理的な意味を読み取れる。運動の世界を行為という心理的な要素にまとめ直し、メンタライジング系が作業しやすいようにお膳立てをする――それこそがミラー系の重要な働きなのだ。

ところが、このプロセスはあまり高く評価されていない。それはまるで大統領の陰に隠れて、裏方仕事を一手に引き受ける首席補佐官のようなものだ。

ミラー系を持つ霊長類のなかでも、高度なメンタライジング系を持つのは私たち人間だけである。霊長類は「何を」の世界に生きているが、私たちは「なぜ」の世界に生きている。豊かな意味や解釈によって他者の行為を理解できるのは、この惑星で私たち人間だけなのである。

7 共感と自閉症の世界

「心を読む」脳力を発達させた結果、人間は共感の感情を持つにいたる

1992年、大学を卒業した私は最高の気分を味わっていた。博士課程への進学も決まり、素晴らしい友人にも恵まれ、3年間つき合った彼女とも充実した毎日を送っていたからだ。ところがその1ヵ月後、私は人生のどん底にいた。ある大学院から受け取った合格通知が、後になって〝手違いだった〟と知らされたのである。彼女との仲も破綻《はたん》寸前にまで追い込まれ、お金もなかった。まさに人生最悪の日々——私は夜通しTVを見て、人生最大の危機に陥った自分をなんとか慰めようとした。

ある晩、アフリカの恵まれない子どもに寄付を呼びかける深夜番組を見ていた時のこと。私はその夜に限って、なぜか泣きそうになりながら寄付の電話をかけたのである。理由はわからない。私自身もつらい日々を送り、自由に使えるお金もほとんどない。それなのに、T

Vで見た子どもの窮状に強く心を動かされ、地球の反対側で暮らす、見ず知らずの彼らの役に立ちたくなった。自分よりも悲惨な境遇にある子どもたちに、強く同情していたのだ。

客観的に考えれば、私の行為は不合理である。お金はない。彼らに会った経験もなければ今後会う予定もない。寄付をしたところで、感謝の言葉が返ってくるわけでも、後でお金が戻ってくるわけでもない。この話を誰かにした覚えもなければ、寄付をして良かったとか喜びを感じた覚えもないのだ。だがその夜、私はどうしても寄付をしたい思いに駆られたのである。

「あなたの痛みを感じるわ」

共感とは、誰かを助けるという行為につながる複雑なプロセスである。共感の状態は、少なくとも次の3つの心理的プロセスから成り立つ。「他者の心の状態を読み取る」「相手の感情を自分のもののように感じる」「行動を起こさなければという気持ちに駆られる」の3つである。その時の状況に応じてミラー系かメンタライジング系が集めた情報を元に、共感の状態が生じる。前章でも述べたように、私たちが誰かの行為を心理的なできごととして理解できるのは、ミラー系のおかげである。そうであるならば、怒りや悲しみといった情動的なできごとを理解できるのも、同じくミラー系のおかげかもしれない。

たとえば、誰かが電気ショックを受けている場面を見たあなたは、思わず歯を食いしばり、痛さに顔を歪《ゆが》める。ある実験で、手か足に電気ショックを受けている人を見た被験者の手や足にも、電気的な反応が見られた。目で見た光景を、被験者の脳が鏡のように映し出したのである。手に電気ショックを受けている人を見ると、被験者の脳が彼ら自身の手にシグナルを送り、また、足に電気ショックを受けている人を見ると、被験者の脳が彼ら自身の足にシグナルを送る。同じように、相手の顔に怒りや喜びの表情を見ると、あなた自身の顔の筋肉が相手の表情をかすかに真似る。事実、他者の表情をうまく真似できない人は、相手の感情も読み取りにくいという。顔の表情皺《じわ》を取るボトックス注射（ボトックスはボツリヌス毒素から抽出した成分）は表情筋を麻痺《まひ》させるため、この注射を打ってもらった人は、相手の顔の表情を読み取りにくくなってしまう。

相手の表情を真似ると、その人の体験を瞬時に理解できる。他者の動きの心理的な意味を理解して、その動きを真似るのがミラー系の働きならば、共感したり、情動の表れた表情を真似たりする時に、ミラー系が働いていると考えたとしても不思議ではない。

だが相手の表情を見ただけでは、その人の体験を充分に理解して共感できない場合もある。満面に笑みを浮かべて歩いている男性がいたとする。あなたのミラー系は、その人が「何を」、つまりどんな感情を感じているのかは教えてくれるが、「なぜ」そう感じているのかを教えてはくれない。ところがその「なぜ」がわからなければ、相手に共感して、喜びを共有するのは難しい。彼がこぼれんばかりの笑顔を浮かべていたのは、試験の成績が良かったからなのか、それとも彼のプロポーズに最愛の恋人が「イエス」と答えてくれたからなのか？　相手が「なぜ」そう感じているのかを理解するのはたいてい、メンタライジング系の働きである。その働きのおかげで私たちは、直接見ていない事柄や、体験していないできごとにも共感できるのだ。それどころか、小説の主人公の〝体験〟が理解できるのも、メンタライジング系の為《な》せる業《わざ》である。実際、小説をよく読む人はメンタライジング能力が発達している。

この「他者の心の状態を読み取る」というプロセスは、共感の第1ステップに過ぎない。共感の状態が生じるためには、さらに「相手の感情を自分のもののように感じて」「行動を起こさなければという気持ちに駆られる」必要があるからだ。

これまで神経科学者は、「相手の感情を自分のもののように感じる」という、共感の第2ステップの研究にたくさんの時間を費やしてきた。神経科学者のタニア・シンガーは、被験者自身が電気ショックを受けている時と、大切な恋人が電気ショックを受けているのを見た時の両方で、被験者の脳を調べた。まずは被験者の女性にfＭＲＩのなかに入ってもらい、恋人にはそのすぐ外に座ってもらう。そして、女性か恋人のどちらかの腕に電気ショックを与える。女性には、外に座っている恋人の腕が見える仕組みである。シンガーは、女性自身が電気ショックを受けている時と、大切な恋人がfＭＲＩの外で電気ショックを受けているのを見た時の両方で、活性化する脳の領域を突き止めた。

すると、どちらの場合でも、苦痛系である背《はい》側《そく》前《ぜん》帯《たい》状《じょう》皮質《ひしつ》と前部島《とう》皮質（図6、57ページ）が活性化していたのだ。この実験の被験者が、真顔でこう言ったとしてもおかしくはなかった。「わたし、あなたの痛みを感じるわ」。痛がっている恋人の姿を見た被験者の女性は、文字通り苦痛を感じていたのかもしれない。しかも比喩的な意味ではなく、恋人の痛みを〝自分自身の痛み〟のように感じていたのかもしれなかった。

共感するのは苦痛の場合だけ？

このように、私たち人間は「相手の感情を自分のもののように感じる」能力を持っている。シンガーに続いて、おおぜいの研究者が共感の第2ステップを探る実験を行った。だがそれらの実験については、次の3つの欠点が指摘できるだろう。

第1に、他者が苦しむ様子を見て自分も同じように感じた（共感の第2ステップ）からと言って、必ずしも、相手を助けたいという動機（共感の第3ステップ）につながるとは限らない。本章の冒頭で、私はアフリカの子どもの窮状に心を動かされて寄付をしたと書いた。だがその夜まで、私は一度も寄付をした経験がなかった。それどころか、寄付を呼びかける番組が始まるたびに、あまりのつらさに見ていられず、いつもチャンネルを変えていたほどである。つまり、彼らのつらさを自分のもののように感じた（共感の第2ステップ）からと言って、必ずしも相手を助けたいとは思わず、相手のつらさから目を背《そむ》けたいという動機につながる場合もあるのだ。しかもあの夜、私が和らげようとしたのは、彼らのつらさではなく自分自身のつらさだった。だが共感の全プロセスが生じるためには、相手の感情を自分のもののように感じたうえに、自分の状況ではなく、相手の置かれた状況に焦点を合わせなければならない。

第2の欠点は、「相手の感情を自分のもののように感じる」（共感の第2ステップ）時に反応する領域は、喜びや怒りや不安など情動の種類によっても違うはずだ。ところが実験ではいつも苦痛の感情ばかりを扱ってきたために、共感の状態と関係のある領域として、苦痛系の名前しかあがらなくなってしまった。

第3の欠点として、共感の第1、第2ステップを、脳がどうやって「何か行動を起こさなければ、という気持ちに駆られる」共感の第3ステップにつなげるのかについて、これまで誰も実験を行ってこなかった。

そこで私の研究室では、共感の全プロセスをとらえる実験を行った。まずは被験者が、あるできごとを理解するために、状況説明（理由）を加える場合と、加えない場合の2種類の条件を設定した。たとえばある実験では、「痛がっている」理由がすぐにわかる写真を被験者に見せる（車のドアに手を挟んだ写真など）。別の実験では、「幸せそう」か「不安気な」表情の人物が写っている写真に、短い文章を添えてその理由を説明する（「彼は精密検査の結果を待っているところです」など）。最初の実験ではミラー系が、2番目の実験ではメンタライ

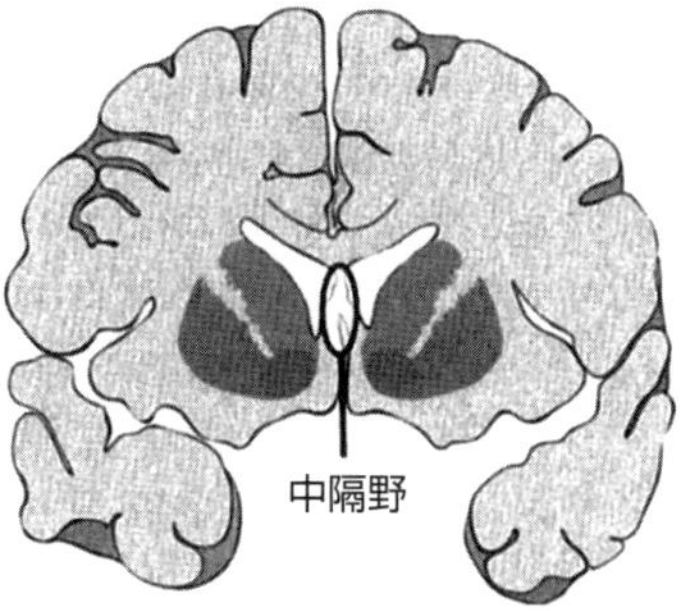

図16　中隔野の位置（断面図）

ジング系が活性化した。また「痛い」と「不安」なできごとの場合にはともに苦痛系が活性化したが、「幸せ」なできごとの場合には報酬系の腹内側前頭前《ふくないそくぜんとうぜん》皮質が活性化したのである。

それでは、「痛み」「不安」「幸せ」の3つの感情で、共通して強い反応が見られた領域はどこだろうか？　どの感情の場合でも、中隔野《ちゅうかくや》と呼ばれる領域（図16）が活性化していた。そうであれば、中隔野は「人を助けたい」という動機と関係のある、つまり共感の第2ステップを第3ステップへとつなげる領域ではないだろうか？

私たちはまた、被験者に2週間、毎日続けてｆＭＲＩのなかに入ってもらい、その日の体験について「今日、誰かを助けましたか」といった質問に答えてもらった。すると、中隔野が強く活性化していた被験者ほど、普段から人を助ける傾向があるとわかった。この実験結果は、「中隔野は、共感に関係のある脳の領域から集めた情報を受け取り、その情報を『人を助けたい』という衝動に変換させる領域ではないか」という仮説とも一致する。おそらく、恵まれないアフリカの子どもに寄付をする電話をかけたあの夜も、私の脳のなかでせっせと中隔野が反応していたに違いない。

中隔野――恐怖を鎮め、行動へと導く

社会認知神経科学分野において、これまではほとんど見向きもされてこなかったが、今後10年で最も熱い注目を浴びる領域は中隔野だと私はみている。この領域は、哺乳類の進化を通じて不釣り合いなほど大きく発達し、メンタライジング系のCEO（最高経営責任者）とでも呼ぶべき背内側前頭前皮質《はいないそく》とも直接つながっている。

中隔野はまた、「報酬プロセス」が初めて確認された領域でもある。脳の報酬系が発見されたのは、1954年に研究者がラットを使って次のような実験を行った時だった。彼らは、ラットの脳のあちこちに電極を埋め込んで、その電極を外部のレバーにつなぐという実験をしていた。ラットがレバーを押せば電流が流れて、その刺激で快感が得られる仕組みにしたのである。すると、中隔野に電極を埋め込んだラットは、1時間に2000回近くもひたすらレバーを押し続けたのである。

中隔野はまた、恐怖を感じた時の情動を和らげる働きも持つ。誰かがあなたの背後から忍び寄り、耳元で突然手を叩いたとする。あなたは飛び上がり、激しい動悸《どうき》を感じて後ろを振り向く。このような突発的なできごとに対する原始的な反応を、「驚愕《きょうがく》反応」と呼ぶ。そし

て中隔野を切除したラットは驚愕反応が大きくなり、脅威に強く反応する。反対に言えば、中隔野は、脅威に直面した際の「恐怖や不安を和らげて」くれるのだ。

中隔野にはまた別の働きもある。この領域を損傷したラットやウサギの親は、子の面倒を見なくなってしまうのだ。巣もつくらず乳も与えないため、子の死亡率が高くなる。ここは、「子の世話」とも関係がある領域なのである（この働きについては4章でも述べた）。

それでは「報酬」「恐怖の抑制」「子の世話」といった、中隔野の幅広い働きをどう捉えればいいのだろうか？　妻のナオミとトリスティン・イナガキは、中隔野の機能を、「脅威を避けようとする動機を、脅威に近づこうという動機に変換させる働き」だと定義する。母ラットが子ラットの世話をするのも、この考えで説明がつくだろう。人間は何ヵ月も、時には何年も前から我が子が生まれる心の準備をする。ところが、生まれたばかりの子に対してそのような論理的理解を持たない人間以外の哺乳類にとっては、鳴き声をあげる我が子は大きなジレンマである。駆け寄って面倒を見るべきか、それとも逃げるべきか？　なぜなら哺乳類は、大きな音を出す見慣れないものに恐怖を感じるようにつくられているからだ。中隔野はその恐怖を鎮《しず》め、大切な我が子の元へと走らせる。つまり、恐怖という情動的な反応を、相手を助ける動機へと変換する中心的な役割を担っているのだ。

共感は、私たち人類が獲得した「心を読む」脳力の最高の到達点だろう。他者の心理的な世界を理解し、相手の利益のために行動し、お互いのつながりを深める。愛する者の苦痛を和らげ、友の幸せを喜ぶ。「他者の心の状態を理解する」（共感の第1ステップ）ためには、その時の状況に応じてミラー系かメンタライジング系、あるいは両方の働きが必要になる。「相手の感情を自分のもののように感じられる」（共感の第2ステップ）能力は、社会的苦痛と社会的喜びを支えるふたつのネットワーク、すなわち苦痛系と報酬系のおかげである。そして中隔野の働きがあるからこそ、共感の第1、第2ステップを第3ステップへとつなげて、実際に人を助けるという行動へと私たちを導くのだ。これらのメカニズムが連係して働く時、私たちは共感を行動に移して、他者の人生にポジティブな方法で関われる。そして、自分自身の最も素晴らしい一面をも発揮できるのである。

自閉症の子どもたちの目に映る世界

アメリカで人口の約1％を占めると言われる自閉症の人には、一般に社会的コミュニケーションが取りにくい、会話が成り立たない、同じ行動を繰り返すといった症状が見られる。最近では、アスペルガー症候群を含めて、自閉症を広汎性発達障害のひとつと捉え、「自閉症スペクトラム障害」と呼ぶ場合も多い。彼らはまた共感能力にも乏しい（アスペルガー症候群は自閉症の症状を示すが、知的障害や言語障害を伴わない。スペクトラムとは英語で「連続体」の意味）。

心理学者のサーシャ・バロン＝コーエンとアラン・レスリー、ウタ・フリスの3人は、

「自閉症スペクトラムの人は心の理論がうまく発達していない」と主張する。自閉症の人は、周囲の人間の行動を、その人の考えや感情や目的の視点から捉えられない。だが、そのような世界が果たしてどんなものか、あなたには想像がつくだろうか？　人のからだの動きはなんの意味も持たない。相手の〝行為〟はランダムで予測のつかない、ただの〝動き〟に過ぎない。そんなレンズを通して、仕事に就き、友だちをつくり、友情を長く維持するのは難しいだろう。「自閉症スペクトラムの人は心の理論を持たない」という仮説は、彼らが日常生活で直面する困難をうまく説明しているように思える。

バロン＝コーエンは、5章でも紹介した「サリー＆アン課題」を行った。サリーがいない間に、アンがビー玉をカゴから箱に移し替え、それを知らないサリーがビー玉をどこに探すかと訊ねる実験である。この時、バロン＝コーエンは、自閉症の子ども（11歳）、ダウン症の子ども（10〜11歳）、どちらの障害もない子ども（4〜5歳）の3つのグループを対象に実験を行った。年齢にばらつきがあるのは、自閉症やダウン症の子どもの精神年齢が5歳程度だという、発達心理学者の研究を参考にしたためである。

実験の結果、どちらの障害もない5歳児のグループでは、85％が正しく答えられた。一方、自閉症の子どもの場合、正解率は20％にとどまった。その理由は、彼らが一般的認知能力に欠けているからだろうか？　もしそうだとすれば、ダウン症の子どもにも同様の結果が現れるはずだ。ところが、ダウン症の子どもは5歳児のグループと同じく、85％の割合で正しく答えられたのである。この実験から、自閉症の子どもは、他者の心の状態を読み取るメンタライジング能力が弱いと言えるだろう。その後に行った実験でも、彼らは〝はったり〟や皮肉、嘘や嫌みを見抜けなかった。

自閉症の子どもはまた、5章で紹介した、大小ふたつの三角形と丸が動き回る短いアニメーション映像（図11、108ページ）を見るハイダーの実験でも、三角や丸の動きに意図や感情を読み取れなかった。心理学者のアミ・クリンは、自閉症の子どもとその症状のない子どものふたつのグループに三角と丸の映像を見せて、文章を書いてもらった。まずは、自閉症の症状のない子どもが書いた文章を紹介しよう。

大きい三角はいじめっ子か、からだの大きい子どもで、最初は四角のなかに閉じこもっていた。そのうちふたりの子どもがやって来た。丸はちょっと恥ずかしがり屋で怖がっていたから、小さい三角がその子を守ろうとした。すると、大きい三角が焼きもちを焼いて四角のなかから出てきて、小さい三角をいじめはじめた。小さい三角はびっくりして聞いた。「何だよ?　いったい何のつもりだ?」。

この文章を読めば、3者が織りなすドラマが頭に思い浮かび、それぞれの気持ちもよくわかる。次に自閉症の子どもが書いた文章を紹介しよう。

大きい三角が四角のなかに入った。小さい三角と丸が現れた。大きい三角が四角のなかから出てきた。ふたつの三角がぶつかった。丸が四角のなかに入った。大きい三角も四角のなかに入った。大きい三角と丸が四角のなかを回った。両方がぐらぐらと振動したのは、磁場のせいかもしれない。小さい三角と丸が画面から消えた。

この文章を読んでも何のドラマも感じないだろう。「自閉症の子どもが心の理論を持たない」という主張に、強い根拠を与えるような描写である。自閉症の子どもは、動く図形に何の意味も見出さない。ところが厳密に言って、正確な描写という点で見れば、自閉症の子どもが書いた文章のほうがずっと正確なのだ。大きい三角はいじめっ子ではなく、焼きもちを焼いてもいない。丸は恥ずかしがり屋でもなければ怖がってもいない。三角も丸も、考えや感情やパーソナリティを持たない、ただの図形なのである。

正確であるにもかかわらず、自閉症の子どもの描写は〝実生活では役に立たない〟。心理的ドラマもなく、その後の展開も予測できない。世界を心理的な視点で捉える能力を持たないという特徴は、毎日の生活のなかで非常に不利に働く。周囲の動きを心理的なレンズで捉えられないだけではなく、世界のできごとにまったく違う光を当てる他者とつながったり、その世界を共有したりできないからである。

心の理論だけが原因か？

自閉症と心の理論との関係を疑う専門家はいない。ところが次の2点については、見解が分かれるところだ。第1に「心の理論だけで自閉症のすべてを説明できるのか」。第2に「心の理論を持たないことが自閉症の直接的な原因なのか、それとも心の理論を持たないこととは何か別の原因の結果なのか」。すなわち第2の問いは、自閉症がその別の原因の二次的な結果ではないかと、問いかけているのである。

まずは第1の問い、「心の理論だけで自閉症のすべてを説明できるのか」について考えてみよう。最近では、「心の理論だけが自閉症の原因ではない」という証拠が次々に発見されつつある。先ほど、サリー＆アン課題に正しく答えられた自閉症の子どもは20％だったと述べた。反対に言えば、5人にひとりは正解したのである。心の理論だけが原因であれば、全員が正しく答えられないはずではないか？

心の理論とは関係のない課題で、優れた能力を発揮する自閉症の子どもは多い。ウタ・フリスは、自閉症の子どもとそうでない子どもに「隠れ図形を探す課題」（図17）を与えた。右のベビーカーのイラストのなかに、左の三角形Aと〝大きさもかたちも向きもまったく同じ隠れ三角形〟を探してもらったのだ。試してもらえばわかるが、少々時間がかかったのではないだろうか（ヒント：ベビーカーのフードに注目）。ところが、自閉症の子どもは隠れ三

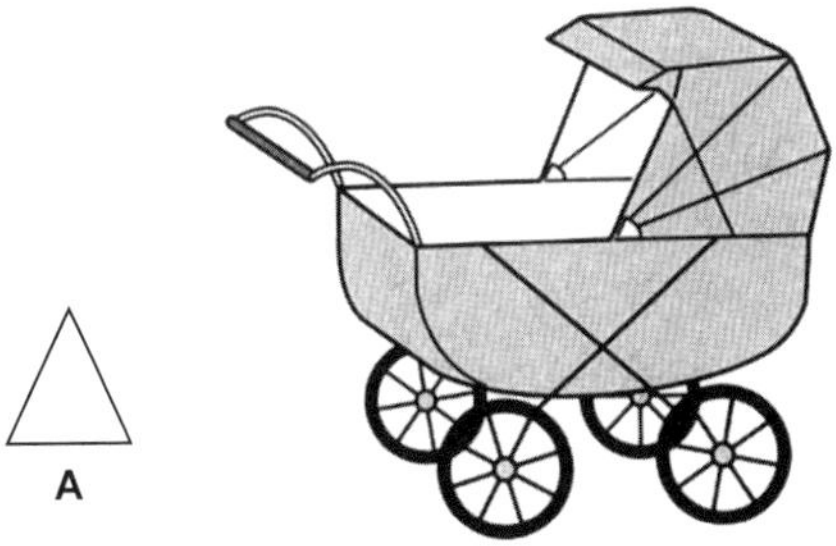

図17　隠れ図形を探す課題
（ベビーカーの中に左のAとまったく同じ三角形が隠れている）
（出典：Shah, A., & Frith, U. (1983). An islet of ability in autistic children. *Journal of Child Psychology and Psychiatry*, 24(4), 613-620.）

角形を〝即座に〟見つけ出す。彼らはこの種の認知・知覚課題に特殊な才能を発揮するのだ。

三角形がすぐに見つからないのは、私たちが全体的な構造や意味に注意を向けるからだ。つまり一本一本の草の葉を見るのではなく、芝生全体を見る。隠れ図形を素早く探し出せるかどうかは、イラストの持つ全体的な意味に惑わされず、ベビーカーという機能に無関係な要素をうまく見つけ出せるかどうかにある。自閉症の人はモノの場合でも、言語の場合でも高度な意味を読み取れない。その反面、細部に注目する課題では優れた能力を発揮する。

つまり「心の理論を持たないことが自閉症の社会的な問題の原因であり、全体的な意味を読み取れないことが、社会性以外の問題の原因ではないか」という仮説が成り立つ。もし、この考えが正しいならば、他者の心の状態を読む能力を訓練すれば、自閉症に特有の社会的な弱点を緩和できるはずである。たしかにある程度まではメンタライジング能力の向上も見込めるが、実生活のなかで社会的スキルを改善するところまでは望めないのだ。

次に第2の問いである、「心の理論を持たないことは自閉症の直接的な原因なのか、それとも何か別の原因の結果なのか」について考えてみよう。自閉症の人は心の理論を持たないが、それが、彼らが社会生活をうまく送れない直接の原因ではない可能性もある。この仮説が正しいと認められるためには、「自閉症の原因は心の理論を持たないことではなく、自閉症が何か別の原因の二次的な結果」だと証明されなければならない。

心の理論を獲得できるかどうかは、幼少期の体験によるところが大きい。メンタライジング能力を育てるのは、周囲の人間が他者の心を読む能力を用いて世界とやりとりする様子を、見たり聞いたりする体験である。生まれつき耳の不自由な子どもは、自閉症の子どもと同じように心の理論課題をうまくこなせない。人が話しているやりとりが聞こえないために、彼らは社会的スキルを学びにくい環境にあり、相手の心の状態を読み取る大切な練習機会を逃してしまうのだ。自閉症の場合もそれと同じではないだろうか？　自閉症の人が抱える社会的な問題は、心の理論を理解できる年齢、つまりサリー&アン課題に正解する5歳前後になる前に現れる。

1歳になる前にはすでに、「目を合わせない」「母親の指を握ろうとしない」「愛着関係が結べない」などの症状が現れる。さらに2歳になる頃には、「相手に関心を示さない」「ひとりで遊びたがる」といった社会的スキルの乏しさが見られる。このように周囲との接触を拒む傾向が見られたなら、生まれつき耳の不自由な子どもと同じように、他者の心を読む能力を発達させるために必要な情報を社会から得られなくなってしまう。もしそうであるならば、メンタライジング系よりももっと早く発達するミラー系との関係について、考えてみなければならないだろう。

〝割れた鏡〟説

心の理論を持たないサルにもミラー系があるという事実を踏まえれば、ミラー系はメンタライジング系よりもずっと原始的である。しかも、このネットワークは生後1週間の赤ん坊の脳でも機能している。自閉症の原因が心の理論を持たないことにあるのではなく、自閉症が何か別の原因の二次的な結果だという仮説を証明するためには、まずはミラー系との関係を疑ってみるのが理にかなっているのかもしれない。

自閉症の子どもは真似が苦手だ。そして、自閉症の原因として大きな注目を集めるのが、ミラー系の機能障害に原因を求める「〝割れた鏡〟説」である。

だが、ミラー系に絞った実験がどのくらいこの仮説を裏づけているのかはよくわからない。たとえば、かつてμ《ミュー》波の抑制に着目した実験が行われた。8〜13ヘルツの電気振動を発生するこの脳波は、「随意運動を行う際には抑制される」という特徴を持つ。通常であれば、自分自身が手を動かした時だけでなく、他者の同じ動きを見た時にもμ波は抑制される。しかしながら自閉症の人の場合、μ波は自分自身が手を動かした時にしか抑制されない。ところがこの実験の研究者はなぜか、自閉症とそうでない被験者とのグループで、μ波の抑制に大きな違いがあったのかどうかについて報告していない。その分析がなされない限り、自閉症の人ではミラー系がうまく機能していないとは言いきれない。

あるいは、fMRIを用いてミラー系の活動を調べる実験も行われた。ところが、顔の表情を真似るか手の動きを真似るかで、活性化する脳の領域が違うのだ。顔の表情を真似た時に活性化した領域は、手の動きを真似た時には活性化せず、手の動きを真似た時に活性化した領域は、顔の表情を真似た時には活性化しなかった。そして最大の謎は、どちらの実験においても、自閉症の子どもも、そうでない子どもと同じくらいうまく真似ができたという事実だろう。その後の実験でも、自閉症の子どもにも、そうでない子どもと同じくらいμ波の抑制が見られたり、ミラー系の活動が確認されたりしている。それではなぜ、このように矛盾した結果が現れたのだろうか？　彼らが真似を苦手とするのは、ミラー系の障害のためではないのか？　だが実のところ、話はそう単純ではないらしい。

認知心理学者のヴィクトリア・サウスゲートと認知神経科学者のアントニア・デ・ハミルトンは、非常に説得力のある仮説を考え出した。つまり「真似には、ただ真似をする以上の意味がある」というのである。うまく人の真似をするためには、何をどのタイミングで真似るのか、相手の意図を読み取らなければならない。実験者が「私の真似をしてください」と言ってテーブルからペンを取り上げた時、それは実際、何を意味するのか？　ペンを取り上げるという動きか？　実験者と同じく右手で取り上げる動作か？　握り方を同じにするのか、それともペンに手を伸ばす時の動きを指しているのか？　そのどれかがうまくできないと、実験者は「真似が下手だ」という判断を下すかもしれない。相手の動作をうまく真似るためには、何を真似るかを読み取り、それを正確に実行しなければならない。何を真似るのかを読み取るためには、相手があなたに何をさせたがっているのか、その意図を正確に把握する必要がある。つまりそれは「メンタライジング課題」であり、心の理論が求められる。ところが、自閉症の人は心の理論を持たない。

それでは「真似る課題」から、相手の意図を読み取るというメンタライジング要素を取り除いた場合はどうだろうか？　誰にでも、思わず相手の仕草を真似るか、真似すべきではないとわかっていながらつい真似てしまった経験があるだろう。そこで無意識に相手の動作を真似る実験が行われた。誰かがあなたの目の前で手をU字形にする（図18）。次にその手をグーのかたちに閉じた時、あなたもそのかたちを真似る。手を再びU字形に戻し、今度はパーのかたちに開いた時、あなたもそのかたちを真似る。ここまではいいだろう。単純な課題だからだ。ところが、グーの時にグーのかたちを真似る時もあれば、反対のかたちのパーを真似るように指示される時もある。

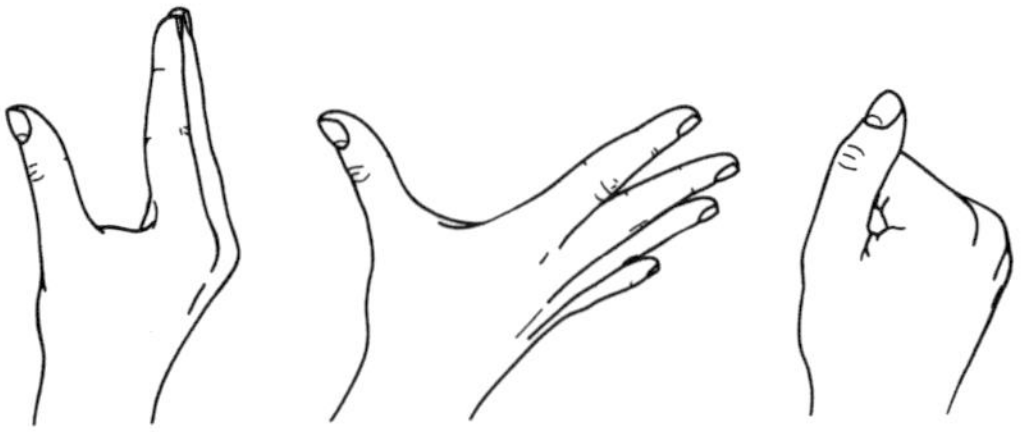

図18　相手の動作を真似る実験
（U字形を作る〔左〕、パーのかたちに開く〔中央〕、グーのかたちに閉じる〔右〕）

目にした動作と反対の動作を行うのは難しい。相手がする通りに真似るのが自然だからだ。自閉症でない人は、反対のかたちを真似るほうに長く時間がかかった。ところが自閉症の人は反対のかたちを真似る時でも、無意識に手のかたちを真似たどころか、自閉症でない人と比べて1・5倍近くもうまく真似できたのである。何をどう真似ればいいのかが具体的にわかる——つまりメンタライジング要素を取り除いた——課題では、自閉症の人は実際、真似る能力に非常に優れていたのである。

以上のような発見から、〝割れた鏡〟説には懐疑的な意見も多い。彼らが真似を苦手とする原因が、何を真似ればいいのかを正確に読み取れないせいであるならば、議論は再び心の理論に戻っていくからだ。それではなぜ、彼らは心の理論を持たないのか？　しかも心の理論が発達する年齢（5歳前後）に達する前に、すでに自閉症の症状が現れるのだ。生まれつき耳の聞こえない子どもは、人が話しているやりとりが聞こえないために心の理論が育たないという現象は、いったい何を意味するのだろうか？

強烈世界仮説

自閉症の子どもが社会に無関心な態度を示すのは、彼らが周囲の世界に無関心だからではなく、過敏だからだとしたらどうだろうか？　1〜2歳児が目を合わせなかったり、ひとりで遊びたがったりするのは、周囲とのやりとりが刺激的過ぎるためだとしたら？　もしこの仮説が正しければ、他者とのやりとりによって練習を積み、10歳までに〝複雑な社会生活を送るエキスパート〟になるための重要な機会を、彼らは逃してしまう。映画館に入って館内が暗くなり、新作映画の予告が始まったとたん、あまりの大音量に耳を塞《ふさ》ぎたくなった経験はないだろうか？　人生があのような刺激の連続だとしたら、誰でも、どこかひとりで静かに過ごせる場所を探したくなるはずだ。

自閉症の原因は、「彼らが周囲の世界に鈍感なせいではなく、外界の刺激に過敏なあまり、社会との接触を子ども時代に充分に体験できなかったせいである」――このような考えを「強烈世界仮説」と呼ぶ。外界からの刺激が強烈過ぎるために、彼らは周囲に背を向け、ひとり静かに過ごせる世界を好む。そしてそのせいで、メンタライジング系の発達を促す重要な機会を逃してしまうのだ。

この仮説を裏づける証拠はあるのだろうか？　自閉症のブロガーであるジェイ・ジョンソンは、自分が人と目を合わせない理由を次のように書いている。

人間とは騒々しく、わけのわからない動物です……そのうえ、目を合わせろって言われても。あなたにとってどうかはわかりませんが、僕の場合、相手の目を覗き込んで、相手からも見つめ返されると、〝まるで焼けたストーブに触ってるみたいな感じ〟なんです。こっちは火傷《やけど》してしまいます。圧倒的な情報の刺激を、さらに余計に受けてるみたいに感じるんです。

あるいは、自閉症と扁桃体《へんとうたい》との関係を指摘する専門家もいる。側頭葉内側の奥に位置し、神経細胞がアーモンド形に集まった扁桃体は、恐怖や不安といったネガティブな情動体験に敏感に反応する。かつて自閉症と扁桃体との関係を探るために、自閉症の人とそうでない人に不安や怒りの表情を見せ、その時の反応を比較する実験が行われた。すると、自閉症の人では扁桃体の反応が〝弱かった〟。また扁桃体を損傷した人間以外の霊長類にも、自閉症に似た症状が現れた。そのため「自閉症の人が社会に無関心な態度を示すのは、扁桃体がうまく機能せず、周囲の世界に注意を向けられないからだ」という説がある。

ところが最近の研究は、自閉症と扁桃体とのまったく違う関係を指摘する。自閉症の子どもは他の子どもと比べて扁桃体が大きい。2～4歳から12歳頃までの子どもにその傾向が見られる。これでは〝過敏な社会情緒メカニズム〟を持って歩き回っているようなものだ。しかも彼らの扁桃体が肥大する時期は、人間が社会化するための、人生で最も重要な時期と重なっているのである。

アインシュタインの前頭葉は並外れて大きかったという。空間能力や数学能力に重要な役割を果たす、この領域が人一倍大きかったのだから、普通の人よりも大きく発達したコンピュータを脳のなかに持ち運んでいたようなものだ。なんとも不公平な話ではないか。だが自閉症の人にとって、扁桃体の肥大は必ずしもアインシュタインと同じような恩恵をもたらさない。大きな扁桃体はすなわち、過剰という意味なのだ。

扁桃体の大きな自閉症の子どもは、他の子どもよりも不安感が強い。脅威を敏感に検知するため、特定の音や視覚情報にも過敏な反応を示す。

となると、自閉症の原因はやはり強烈世界仮説で説明できるのだろうか？　それではなぜ先に紹介した実験で、不安や怒りといった表情を見た時に扁桃体の反応が弱かったのだろうか？　その理由は、彼らの目の動きにあるのかもしれない。私たちが普段、人の顔を見る時にはたいてい相手の目と口を、とりわけ相手の目を見る。目と口は多くを語り、その人の心の状態についてたくさんの情報を伝えるからだ。ところが自閉症の人は、情報量の少ない顔の縁に視線を這《は》わせる。彼らが相手の目を見る時間は、自閉症でない人の半分ほどしかない。

相手の顔を見る時、彼らは感情を伝える相手の目を見ない。だからこそ、扁桃体の反応が弱かったのだろう。心理学者のリチャード・デイヴィッドソンによれば、自閉症の成人が相手の目を見た時には、自閉症でない成人よりも、扁桃体に強い反応が現れるという。つまり彼らは、強烈な刺激を感じる相手の目に、自分の目を合わせないという対処方法を身につけたらしいのだ。

自閉症にはいろいろな原因が絡《から》み合い、複雑な症状が現れる。しかしながら強烈世界仮説は、彼らが抱える問題をうまく説明する有力な考えのように思える。社会に無関心に見える態度や行動と、彼らが実際に内面で体験している世界とは大きく異なっているらしい。自閉症の人が周囲の世界を避けるのは、強烈で予測のつかない人間に対処し、文字通り圧倒されないための手段だと考えられる。そして脳の発達にとって最も大切な時期に、自閉症の子どもは、社会とやりとりをするかけがえのない体験を逃し、相手の心の状態を読み取るメンタライジング能力を鍛える重要な機会を失ってしまうのである。

第Ⅳ部　調和する脳

8

トロイの木馬の自己

脳は社会との調和のために、外部の価値観をこっそりと自己のなかに運び込んでいる

１６４１年、哲学者のルネ・デカルトは著書『省察』を世に送り出し、「心身二元論」を発表した。デカルトは、「精神と身体とは別物で、このふたつは決して交わらない」と考えた。このデカルト的二元論は、過去数百年にわたって最も広く知られた考えのひとつだろう。現代の科学では、心を生物学的で物質的な存在として捉えるが、それでも私たちに深く染みついているのは、デカルトが描き出した、心とからだを別々に捉える単純な考え方のほうである。

こんな想像をしてみよう。心とからだのどちらか一方を手放さなければならないとしたら、あなたはどちらを手放すだろうか？　からだを残して心を手放すか、それとも心を残してからだを手放すか？　からだを残して心を手放す場合、今のからだのままで行動できるが

〝自分〟という感覚は失われ、考えも感情も記憶もすべて失われてしまう。反対に心を残してからだを手放す場合、〝自分〟という感覚は失われないが、からだがないために、もはや周囲の世界とはやりとりができない。どちらを選ぶにせよ、あなたはやはり心身二元論を信じている。実のところ、心とからだを別物として捉えるほうがずっと簡単なのである。

鏡に映った自己

デカルトの二元論は大きな誤りだったにしろ、〝脳が〟世界をどう捉えるかという意味においては正しい。脳神経科学が発達する数百年も前にデカルトは、私たちが〝自己〟を、心とからだというふたつの要素に分けて捉える現象を理解していた。となると、自己には「心の自己」と「からだの自己」のふたつがあるのだろうか？　もしそうであるならば、鏡に映った自分の姿を目にする時、あなたが見出すのは心の自己だろうか、それともからだの自己だろうか？

１９７０年、心理学者のゴードン・ギャラップは、いわゆる「ミラーテスト」という有名な実験を行った。チンパンジーに鏡を見せ、鏡に映った自分の姿を見た時の彼らの反応を観察して、チンパンジーが自己を認知でき、彼らにも自己意識があるのかどうかを確かめたのである。

最初、チンパンジーは鏡に映った自分の姿を見て、新しい仲間が増えたような態度を示し

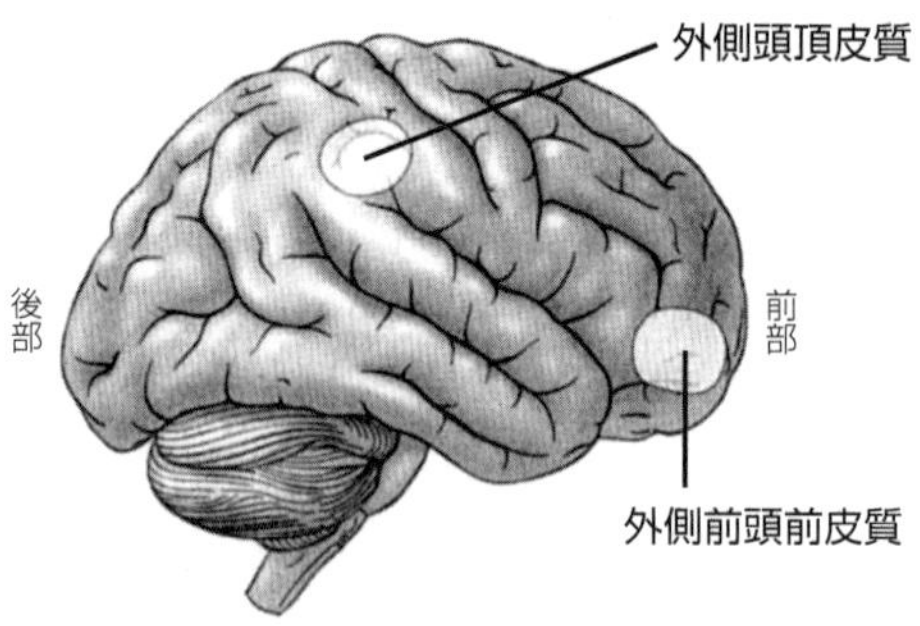

図19　自己の姿を認知する時に活性化する右半球の領域

た。ところが3日目になると、それまでの態度が一変し、鏡の前で自分の歯についた食べ物カスを取る行動が見られはじめたのである。実験開始から10日後、ギャラップはチンパンジーを麻酔で眠らせ、その額に無臭の赤い印をつけておいた。そして麻酔から醒《さ》めたチンパンジーに鏡を見せたところ、彼らは自分の額に赤い印を見つけ、額を触ってよく確かめようとしたのである。これは、彼らが明らかに自己を認知している証拠だろう。ギャラップはまた、群れから引き離されて育ったチンパンジーは、鏡を使った自己認知ができないという事実も発見した。

鏡に映った自分の姿を見ている人間の脳をfMRIで調べたところ、右半球の外側《がいそく》表面（図19）が活性化していた。前頭前皮質《ぜんとうぜんひしつ》と頭頂皮質の頭蓋骨に近い脳の表面である。

脳の二元論者

だが、ギャラップの実験で見られたチンパンジーの自己認知能力は、彼らが本当に深く自己を認知している証拠だ

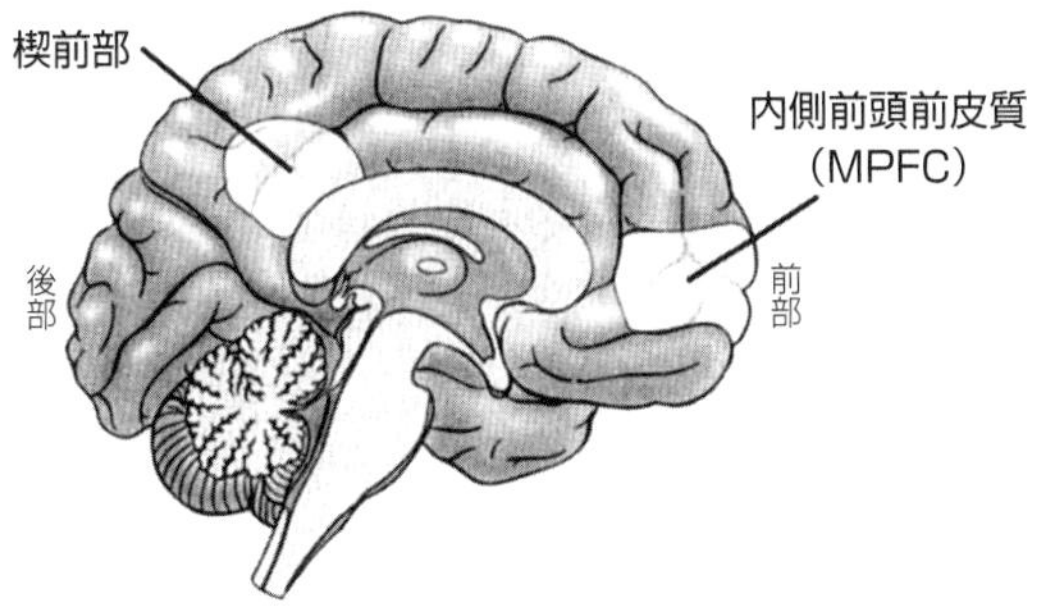

図20　自己を概念的に捉える時に活性化する脳の領域（断面図）

ろうか？

この質問に答えたのが、ビル・ケリーとトッド・ヘーザートン、ニール・マクレイの3人の脳神経科学者である。彼らは、人間の脳を使って非常に優れた実験方法を考え出した。まずは、被験者をふたつのグループに分けてfMRIのなかに入ってもらい、「礼儀正しい」や「話し好き」といった形容詞を見せる。そして最初のグループには、その形容詞が、当時、大統領だったジョージ・ブッシュに当てはまるかどうかを、第2のグループには、被験者自身に当てはまるかどうかを判断してもらったのだ。

すると「形容詞が自分自身に当てはまる」と判断したグループの被験者の脳では、自分の姿を鏡で見た時と同じく、前頭前皮質と頭頂皮質が活性化していた。ところが今回、活性化していたのは頭蓋骨に近い外側表面ではなく、脳の内部に位置する内側《ないそく》前頭前皮質（ＭＰＦＣ）と楔前部《けつぜんぶ》（図20）だったのである。すなわち、鏡に映った「自己の姿を認知する」時と「自己を概念的に捉える」時とでは、別々の領域が使われるのである――「自己を見る」と「自己を知る」とはまったくの別物なのだ。この発見は、次のふたつを意味する。

第1にギャラップのミラーテストの結果を見れば、チンパンジーは間違いなく何らかの身体的アイデンティティを持ち、鏡に映った姿を自分のからだと認知できる。ところがミラーテストに合格したからと言って、チンパンジーが人間と同じように自己について深く考えているとは言えない――「自己を見る」時と「自己を知る」時とでは、脳のまったく別の領域が使われるのだから。それゆえチンパンジーが、自分の性格について思い悩んだり、10年後の自分はどうしているだろうか、などと考えを巡らせたりするわけではない。過去の意思決定について考え直したり、過去の行動を反省したりするわけでもない。もちろん、概念的な自己意識を持つとは言えないのである。

第2に、自己を概念的に捉える領域と、自己のからだを認知する領域とがまったく別だという発見は、私たちがデカルト的二元論からは逃れられない理由を説明している。人間の脳に組み込まれた基本ソフトは、そもそも世界を、心とからだというふたつの視点で捉えるようにできているのだ。このように、人間の心とからだは永遠に分断されたままなのである。

第3の《サード》“自己《アイ》”

私たちが自己を概念的に捉える時、内側前頭前皮質が活性化する。私の調査によれば、自

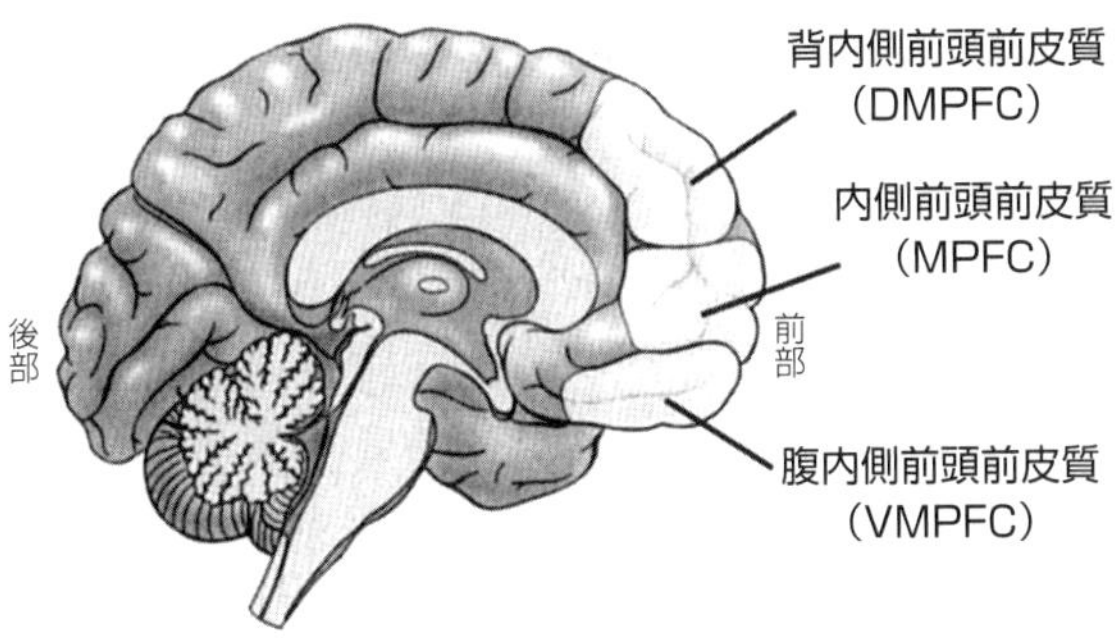

図21　内壁によって分かれる前頭前皮質の3つの領域（断面図）

己認知を扱った論文にこの領域が登場する確率は94％にのぼる。しかも「自分とは誰なのか」について考える時に、これほど深い関係を持つ領域は他にはない。

地球上で私たち人間だけが自己を概念的に捉える能力を持つとすれば、内側前頭前皮質が特別な領域だとしても不思議ではない。まずは解剖学的な面から、この領域について見ていこう。

20世紀初めにドイツの解剖学者コルビニアン・ブロードマンは、人間の大脳皮質組織の神経細胞を染色し、均一な組織構造を52の領域に分けて脳地図を作成した。そうしてつくられた「ブロードマンの脳地図」によれば、前頭前皮質は内側の壁によって3つの領域に分かれる（図21）。まずは、ブロードマン11野に当たる腹内側《ふくないそく》前頭前皮質（VMPFC）。ここは、いわゆる報酬系の領域である。次にブロードマン8野と9野に相当する背内側《はいないそく》前頭前皮質（DMPFC）。ここは、メンタライジング系のCEOとでも呼ぶべき領域だ。そしてブロードマン10野に当たる内側前頭前皮質（ＭＰＦＣ）。あなたが額の〝第３の目《サード・アイ》〟と呼ばれるあたりを指で差す時、そこが〝自己〟という感覚をつくり出す内側前頭前皮質である。

解剖学者のカタリーナ・セメンデフェリが、霊長類の内側前頭前皮質の大きさを測ったところ、人間以外の霊長類では、脳全体に占める内側前頭前皮質の割合が０・２〜０・７％だったのに対して、人間の場合には１・２％だった。言い換えれば、人間の内側前頭前皮質はチンパンジーと比べて２倍のスペースを占めるのだ。他の霊長類の脳と比べてこれほど大きな割合を占める人間の脳の領域は、内側前頭前皮質を除いてあまり見当たらない。この領域はまた、神経細胞の密度が低いため、膨大な数の神経細胞どうしがつながりやすい。

内側前頭前皮質は、人間と他の霊長類とを分ける特別な領域である。私たち人間だけが概念的な自己意識を持ち、その重要な特徴がこの領域と深く結びついているならば、内側前頭前皮質はいったいどんな役割を果たしているのだろうか？

西洋人は自己についてよく考える。「自己に取り憑《つ》かれている」と表現する者もいるほどだ。私たち西洋人は、その人独自の考えや目的や価値観が自己を構成し、自分の夢や望みは誰にもアクセスできない自分だけのものと考える。ところがやはり、ものごとはそれほど単純ではないのである。

他人のものだった〝自己〟

ギリシャ神話の「トロイの木馬」をご存知だろうか？　トロイ戦争が長引き、攻撃が手詰まりになったギリシャ連合軍は巨大な木馬をつくり、そのなかにオデュッセウスと兵士が潜んだ。夜が明けて、木馬だけが取り残されているのを見つけたトロイ人は、ギリシャ軍が逃げ去り、自分たちが戦争に勝ったと考え、木馬を引いてトロイ城内に運び入れた。その夜、トロイ人が勝利の美酒に酔って寝静まった頃、木馬を抜け出したオデュッセウスが城内から門を開いて味方の軍勢を引き入れ、トロイを占領したという物語である。

木馬はトロイ人が考えたような戦利品ではなく、まんまと城内に忍び込み、トロイを占領するために仕組まれた、相手を欺《あざむ》く道具だった。ところが、私たちの考える自己感——自分とは誰なのかという感覚——もトロイの木馬と同じではないかと、私は思うのだ。西洋人は、自分を特別な存在だと考える。そして自己を、自分自身の中心にあって、個人の目標を達成したり自己実現を果たしたりするためのものと見なす——しかも、大切な宝物箱のなかに仕舞われ、自分以外の誰にもアクセスできない難攻不落の砦に囲まれたものだ、と。だが実のところ、自己とは、私たちが集団の規範に従い、社会に調和して生きるために、進化が巧みに仕組んだ策略の道具なのかもしれないのだ。進化もまた、トロイの木馬のように、外部の信念や規範や価値観を、私たちのなかにこっそりと運び込もうとしたのではないか？

そして進化はその手段として〝自己〟を選んだ。つまり自己とは、私たちを〝乗っ取る〟ために進化が考え出した、人間を欺くための道具なのかもしれない。しかも人間は、その企みに気づいてもいない。

哲学者のフリードリヒ・ニーチェも、自己感とは本質的に内面的なものではなく、自分という存在の中心を成すものではないと捉えていた。ニーチェは自己感を、私たちの人生に関わりのある人間によって組み立てられ、私たちのためにではなく、彼らのために働く〝秘密諜報部員〟だと論じたのである。実のところ、自己とは、自分という人間をより良く知って己《おのれ》の報酬を最大限にし、個人の目標を達成するために存在するわけではないのだ。

私たちは男児のベビー服の色は青が、女児にはピンクが普通だと思い込んでいる。ところが約100年前はその反対で、男児にはピンク、女児には青が普通だったと知ったら、おおぜいの人間が驚くのではないだろうか？　しかもその理由が「ピンクははっきりした、より力強い色であり、青は繊細で優美な色だから」というのだ。100年前と今とでは、ベビー服の色にコペルニクス的転回が起きたらしい。だから、当時の流行仕掛人が「これからは男児の服を青に、女児の服をピンクにしよう」と言ったら、最初は失笑を買ったかもしれない。ところがやがて時が経つうちに、男児には青、女児にはピンクという考えに誰も違和感を持たなくなり、それをごく当たり前の価値観のように感じてしまう。だがそのコペルニクス的転回は、一人ひとりの身に個人的に起きたのだろうか？　それとも私たちのなかで、周囲や世間の考えに合わせるような、なんらかのプロセスが働いたのだろうか？　実際、私たちの考えはたいてい、無意識のうちに外部から取り入れたものなのだ。それでは私たちはなぜ、周囲や世間の意見に合わせて、考えや態度を変えるのだろうか？

進化の働きによって、私たちは集団が持つ効果を最大限に発揮し、相互に依存し合う社会をつくり上げた。もし〝秘密作戦〟によって外部の信念や価値観を私たちのなかにこっそりと運び込めば、私たちは外部の信念や価値観に従って行動するようになる。そうすれば、周囲の人間や集団と個人との間に調和が生まれる。そもそも人間は、一人ひとり違う衝動を抱えて生きている。その衝動が間違った時に、間違った場所で、間違った相手に作用すれば、市民社会は重大な危機に直面する。

だからこそ、人間が本来持っている衝動に社会的な衝動を補い、社会の調和を生み出す手段として、自己は存在するのだ。社会は、私たち自身や道徳について、あるいは生きる価値のある人生についていろいろ教えてくれる。人は、それらの考えを自分自身の信念であり、自分の内面から生まれた価値観だと思い込んでいる——集団の持つ信念や価値観をただ理解するだけでは充分ではなく、自分自身のものとして内面化する必要があるからだ。こうして私たちは、社会の信念や価値観や規範を、知らず知らずのうちに自分のなかに取り込み、〝その土台の上に〟自己をつくり上げた。そう考えれば、個人の自己感もたいていは、トロイの木馬のように外部からこっそりと運び込まれたものだと言えるだろう。

あなたの目に見えるもの

こんな実験を想像してほしい。あなたは、20人の被験者と一緒に同じ部屋のなかに座っている。全員に1枚ずつトランプが配られるが、自分ではその札を見てはならず、それぞれが配られた札を自分の額につける。そして「いちばん点数の高い札」の人とペアを組むように指示される。あなたには全員の札が見えるが、自分の札が何かはわからない。ところが実験が始まるとすぐに、自分の札についてだいたいの感じが摑める。ハートのA《エース》を額につけた人は誰からも声がかかるが、スペードの2をつけた人は、自分が誰の注目も集めていないとすぐに気づくはずだからだ。

今から1世紀も前に、心理学者のジョージ・H・ミードとチャールズ・クーリーは、現実の世界で自分自身を知る時も、この実験とたいして変わらないと指摘した。自己の内面を覗いて、自分が誰かを知るのは難しい。そこで私たちは、周囲の人間を見てその答えを探ろうとする。ミードとクーリーが論じたのは、「反映的評価の発生」と呼ばれるプロセスである。簡単に言えば、「あなたが私をどう思っていると私が思っているか」だ。私たちは常に他者からフィードバックを受ける。そしてたいていの場合、相手の態度や声のトーンを頼りに、自分がどう思われているかを判断する。ミードとクーリーは、私たちが自分の内面を探る代わりに周囲の情報を使って、「自分とは誰なのか」を探ろうとすると述べたのである。

まだ自己ができあがっておらず、反映的評価を通じて概念的な自己感を肉づけしている人間と言えば、思春期の若者だろう。この年頃の若者は、自己を探るためにたくさんの時間とエネルギーを費やしている。

そこで、私の研究室では次のような実験を行った。まず、13歳の思春期の子どもと成人のふたつの被験者グループに、直接的評価（「私は自分を頭がいいと思っています」など）と、反映的評価（「友だちは私を頭がいいと思っています」など）について訊ねる。するとどちらのグループでも、直接的評価の場合には内側前頭前皮質が、反映的評価の場合にはメンタライジング系が活性化していた。ここまではなんの問題もないだろう。

ところがこの時、13歳の被験者について思わぬ発見があった。思春期の子どもの場合、「直接的評価を考える時には、内側前頭前皮質だけでなくメンタライジング系も」、また「反映的評価を考える時にも、メンタライジング系だけでなく内側前頭前皮質も」活発に反応していたのである——すなわち、思春期の子どもは、直接的評価と反映的評価のどちらを考える時でも、内側前頭前皮質とメンタライジング系の両方が活性化していたのだ。

もう少し詳しく説明しよう。第1に、13歳の被験者が直接的評価を考える場合には、内側前頭前皮質だけでなく、本来なら他者の心を読む時に反応するはずのメンタライジング系までもが活性化していた。これは、成人には見られなかった特徴である。思春期の子どもは「自分が自分をどう思うか」を考える時でさえ、自己の内面を探るよりも他者の心に焦点を当てて、「自分とは誰なのか」という問いに答えているのかもしれない。

第2に、13歳の被験者は反映的評価を考える場合にも、メンタライジング系だけでなく、本来なら自分の心を読む時に反応するはずの内側前頭前皮質までもが活性化していた。直接的評価と反映的評価のふたつがまったく異なる心理的プロセスだという事実を踏まえれば、これは大きな発見ではないだろうか。くり返しになるが、反映的評価とは、「あなたが私をどう思うか」という私の評価である。つまり、典型的なメンタライジング課題であって、私自身の内面的な体験ではない。一方の直接的評価は、その人にしかアクセスできない個人的な場所に入り込み、隠れた自己を覗き込むような感じだ。それなのに思春期の子どもは、直接的評価だけでなく反映的評価を考える場合でも、内側前頭前皮質が活性化していたのである。おそらく内側前頭前皮質は、メンタライジング系と協力して、「自分が自分をどう思うか」という評価の代わりに、「他者が自分をどう思うか」という評価を取り入れていたのだろう。

もしそうであれば、内側前頭前皮質は本当の自己を探る近道ではない。それは自分自身について教えてくれる、いろいろな情報を反映する領域である。そのなかには、個人的で内省的な情報もあれば、周囲が自分をどう思っているかという反映的評価から生まれる情報も含まれる。つまり「自分とは誰なのか」という自己感は、社会的につくり上げられたものであり、そのプロセスに関わっているのが内側前頭前皮質なのである。

暗示にかかるのも内側前頭前皮質しだい

私たちは他者の影響を受け、相手の考えを受け入れ、周囲と話や行動を合わせるようにできている。人は自分が思っている以上に暗示にかかりやすい。だが西洋ではそのような態度を「同調」と呼び、他者の意見や考えに合わせる人間を高く評価しない。一方の東洋では同じ態度を「調和」と呼んで、集団生活を送るための重要な要素と見なす。

暗示にかかりやすい脳や説得のプロセスについては、これまでにもｆＭＲＩを使っていろいろな実験が行われてきた。内側前頭前皮質が私たちの自己感をつくり上げ、トロイの木馬の自己にも扉を開き、周囲の影響を受け入れるのであれば、ここが暗示や説得と関係のある領域だと推測しても差し支えないだろう。実際、内側前頭前皮質は、自己を認知する時と他者からの影響を受ける時の両方で、中心的な役割を果たす領域である。

神経科学者のアミール・ラズはｆＭＲＩを使って、暗示にかかりやすい人とそうでない人を対象に、催眠術にかかっている時の脳の活動について調べた。この時、彼が用いたのは「文字の色名」を答える「ストループ課題」である（ストループは、この効果を最初に発見した心理学者の名前）。この実験で「文字の色名」とは、その文字を書いたインクの色を指し、「文字の意味」とは、その文字が表す言葉の意味を指す。「文字の色名」と「文字の意味」が同じ場合には、色名を答えるのは簡単だ。ところが「文字の色名」と「文字の意味」に関係があり、しかも両者の情報が矛盾する時には、色名を答える時間はずっと遅くなる。

わかりやすく説明しよう。たとえば赤いインクで「あか」と書いた場合には、「文字の色名」はもちろん「赤」だ。それでは、青いインクで「あか」と書いた場合には？ この時には、インクの色である「青」と答えなければならない。だが赤いインクで「あか」と書いた時と、青いインクで「あか」と書いた時では、情報が矛盾する後者のほうが「文字の色名」を答えるのが難しく、時間がかかってしまう。ラズは被験者を催眠術にかけ、「あなたが目にする文字に意味はない」と告げ、「文字の色名」と「文字の意味」というふたつの情報が干渉し合わないように仕向けた。すると、暗示にかかりやすいグループのほうが色名を答えるスピードが速くなった。ふたつのグループで脳の活動を調べた結果、暗示にかかりやすい被験者の脳で、内側前頭前皮質が活発に反応していたのである。

私たちは、広告や宣伝といったメッセージに絶えずさらされている。人が他者の考えに影響を受け、彼らの意見に従うプロセスを把握するために、私の研究室では実験を行った。とりわけ注目したのは、誰かが人を説得しようとしている時の情報を、脳が無意識のうちに取り入れるのかどうかである。脳が相手の説得を無意識に取り入れるのであれば、トロイの木馬の自己は私たちのなかにこっそりと運び込まれ、当の本人も気づかないうちに影響を及ぼしているという証明になるからだ。

私たちが行ったのは、説得によって、ＵＣＬＡ（カリフォルニア大学ロサンゼルス校）の学生に日焼け止めを使わせようとする実験である（ロサンゼルスは厳密に言えば砂漠だ）。被験者はまず、最近の自分の行動についてアンケートに答える。そのなかには「先週、日焼け止めを塗ったか」「来週は何日くらい使うつもりか」「普段からどのくらい、日焼け止めを使うべきだと思うか」といった質問も混ぜておく。その後、ｆＭＲＩのなかに入った被験者に、「米国皮膚科学会」などの権威ある機関が発表した、「人は普段からもっと日焼け止めを使うべきだ」という説得力のある報告を見てもらう。そしてｆＭＲＩから出た後に、「来週、日焼け止めを塗るか」「今後、定期的に日焼け止めを使うか」などの質問に再び答えてもらうのだ。１週間後、事前の予告なしに被験者に連絡を取って、「この１週間、何日、日焼け止めを塗ったか」を訊ねる。

１週間前にｆＭＲＩから出た後の質問で、日焼け止めを「これから毎日使う」と答えた学生も、「塗ったほうがいいのはわかるが、自分には関係がない」と答えた学生もいた。ところが質問に「毎日使う」と答えた学生でも、実際には使っていなかった。被験者が実際に日焼け止めを使用したかどうかと関係があったのは、彼らが米国皮膚科学会の報告を見ていた時の脳の活動だったのだ。その時、内側前頭前皮質が活発に反応していた学生ほど、日焼け止めを使っていた。しかも、彼らが実際に日焼け止めを使用したかどうかと、質問にどう答えたかの間には、ほとんど関係がなかったのである。この発見をトロイの木馬の自己の視点から捉えると、被験者は自分でもまったく気づかないうちに、日焼け止めを使うか使わないかについて影響を受けていたのだ。人は自分のなかで起きている変化に気づかない。そしてその変化が起きる領域が、内側前頭前皮質なのである。

このように私たちが〝自己〟と呼ぶものは、自分で思っているほど個人的なものでもなければ、周囲の世界から切り離され、封印されているわけでもない。私たちが態度や行動を変えるかどうかは、内側前頭前皮質が広告や説得にどう反応するかによって決まるのである。

行動の正確な予言者

私の研究室ではまた、TVコマーシャルが及ぼす効果についても調べた。煙草《たばこ》を止《や》めたがっている被験者を集めて、禁煙を呼びかけるコマーシャルを見せたのである。まずは禁煙前に被験者の肺の一酸化炭素量を計測し、1ヵ月後に再び測定して、どのくらい煙草を減らしたかを把握した。すると日焼け止めの実験の時と同じように、禁煙を呼びかけるコマーシャルを見た時に、内側前頭前皮質が強く反応していた被験者のほうが、「禁煙する」と口で報告した被験者よりも、実際に煙草の本数を減らしていた。

次に、放映された時期も州も違う、3種類の禁煙キャンペーンのコマーシャルを被験者に見てもらった。キャンペーンA、B、Cのうち、最も効果のありそうなコマーシャルについて訊ねると、効果がありそうな順にB、A、Cという答えが返ってきた。ところが内側前頭前皮質の活動を調べると、C、B、Aの順に活性化していたのである。内側前頭前皮質と被験者の答えとでは、まったく異なる結果を示したのだ。

それでは、そのどちらが正しかったのだろうか? それぞれのコマーシャルの最後には「米国国立がん研究所」の禁煙ホットラインの電話番号が紹介してあった。私たちは特別な協力を得て、それぞれのコマーシャルを見てホットラインに電話をかけた被験者の数を調べた。するとまたしても正しかったのは、質問の答えではなく、内側前頭前皮質の反応のほうだったのである。「最も効果がありそうだ」と被験者が答えたキャンペーンBでは、電話の問い合わせ件数が10倍に増えていた。「効果的だ」という答えが2番目に多かったが、内側前頭前皮質の反応が最も弱かったAの場合には、2倍に増えていた。そして、被験者が「最も効果が望めそうにない」と答えたが、実際には内側前頭前皮質の反応が最も活発だったCについては、電話件数がなんと30倍以上に増えていたのである。キャンペーンCは、「最も効果がありそうだ」という答えがいちばん多かったが脳の反応は2番目だったBの、3倍もの問い合わせがあったのだ。

人は自分や他者の行動を予測するのがあまりうまくない。内側前頭前皮質のほうが、もっと正確に将来の行動を予測できる場合も多い。これらの実験は、「自己とは他者と自分とを明確に区別し、私たちを特別な存在にしてくれるものだ」という考えにとどめを刺したと言えるだろう。なぜなら、私たちの概念的な自己感をつくり出す内側前頭前皮質は、「私たちの考えや行動に影響を与える情報を、外部から取り入れるルートでもある」からだ。

自己はそれほど〝自己的〟ではない

内側前頭前皮質が周囲や世間の考えや価値観を取り込むためのルートなら、自己とはまさに社会のためのメカニズムと言えるだろう。内側前頭前皮質の働きによって、私たちは自分でも気づかないうちに、脳のなかに社会の価値観や文化規範を取り込み、その〝共通基盤の上に〟自分自身のアイデンティティを築き、信念を持つようになったのだ。

思春期の若者は自分のことで頭がいっぱいである。だが、やがて友だちや家族との関係や、いろいろな集団（宗教的な集団やスポーツクラブなど）を中心としたアイデンティティを受け入れていく。バランスの取れた社会的アイデンティティを受け入れる時、自分が「本来あるべき姿になった」と感じるのではないだろうか？　アインシュタインは言った。「他者のために生きてこそ、価値ある人生だ」。スタンダップコメディアンのルイ・CKは、子どもが生まれて自分のアイデンティティが大きく変わったという。「父親になるのはいいもんだ。僕のアイデンティティの中心には子どもがいる。彼らのために自分が何をしてやれるかにね。彼らは僕の人生からある意味、重圧を取り除いてくれるんだよ」。

私にも同じような体験がある。妻と子を持って初めて、自分にとって本当に大切なものが何かわかり、確固たるアイデンティティを感じられたのだ。現代は思春期を享受でき、自己発見の猶予が与えられた時代である。だがつい数十年前までは、人は幼児や子どもとして世話をされ、その時期が終わるとすぐに、自分よりも年下の子どもの世話をする労働力として扱われた。すでに10代になる頃には、自己のアイデンティティを探す時間的余裕などなかったのである。人生とは、世話をするかされるかのどちらかだったのだ。

私たちはみな、独自性と共通性とを併せ持っている。「自分は自己に忠実であり、他者とは異なる存在だ」という意識を持つ一方、「集団にうまく溶け込み、意に反しても同調したい」という欲求も持つ。私たちは常にその狭間で闘っていると考えがちである。2005年、スタンフォード大学の卒業式に招かれたスティーブ・ジョブズは次のような名台詞《めいぜりふ》を残した――「他人の意見という雑音《ノイズ》で、心の声を掻《か》き消してはならない……勇気を持って自分の心と直観に従ってほしい」。

だが内側前頭前皮質の働きを考えれば、ジョブズは間違っている。自己感――彼の言う心と直観――とは実のところ、私たちが集団の規範に合わせ、社会の調和を生み出すための〝仕掛け〟なのである。自己は、私たちが集団にうまく溶け込むために働く。ジョブズにとっては納得し難いかもしれないが、ほとんどの人にとってはそれが真実なのだ。

人は誰でも利己的な衝動を持つ。その一方で社会的な信念や価値観を自己の一部として取り入れ、内面化している。このふたつの間でせめぎ合いがあるにしろ、それはジョブズが考えたように自分対社会ではなく、自分対自分の闘いなのだ。そして進化は、私たちの利己的な衝動を抑制する秘策をもうひとつ用意していたのである。

9 パノラマ的な自己抑制

世の中を安定させるべく、脳は利己的な行動より自制心を発達させた

私たち家族は、南カリフォルニアのディズニーランドまで、車で1時間ほどの街で暮らしている。息子のイアンは、2歳の頃からディズニーランドの大ファンである。そこで3歳の誕生日に、「地球上でいちばんハッピーな場所」に連れて行ってあげようと約束していた。誕生日の前日、夕食を食べ終えた息子に、意地悪な質問をしてみた。「明日ディズニーランドに行くのと、今アイスキャンディを食べるのと、どちらかひとつしか選べないとしたら、どっちがいい？」と訊ねたのである。すると、イアンの顔がにわかに曇った。ディズニーランドにも行きたいし、アイスキャンディも食べたい。やがて、息子は満面に笑みを浮かべてこう答えたのである。「アイスキャンディ！」。もちろん、私たちは息子にアイスキャンディを渡し、ディズニーランドにも連れて行った（それほど無慈悲な親ではないのだ）。

この「アイスキャンディ実験」は、1972年に心理学者のウォルター・ミシェルが行った「マシュマロ実験」の一種である。ミシェルは、3〜5歳の子どもがマシュマロを食べずに我慢し、後でもらえるもっと大きなお楽しみのために、目先のお楽しみを先延ばしにできる能力について調べた。まずは子どもの前にマシュマロをひとつ置く。実験者は「これから部屋を出て行くが、戻ってくるまでの15分間、食べるのを我慢できたら、マシュマロをもうひとつあげよう」と伝える。その一方で、彼らには選択肢を与え、「食べたくなった時にはベルを押せば、目の前のマシュマロを食べられる」と言って部屋を出て行く。すると15分間、目の前のお楽しみを我慢できた子どもは3人にひとりしかいなかった。我慢できた時間も平均して5分だった。

成功のカギは自制心

希望に燃える若者にとって、彼らの将来を左右する重大な瞬間と言えば、難関大学の合格通知を受け取る時だろう。有名大学に入れば夢の扉が開く。周囲から尊敬され、年収の高い仕事にも就ける。デート相手にも不自由しないし、大きな家に暮らして、バケーションにも出かけられる。アメリカの場合、志望校の合否を決めるのは、成績評価平均値（GPA）と大学進学適性試験（SAT）の成績である。

マシュマロ実験で見たような目先のお楽しみを我慢できる能力は、成績評価平均値とも大学進学適性試験の成績とも大きな関係がある。マシュマロ実験から十数年後、ミシェルは、当時4歳だった被験者を対象にアンケートを行った。すると、4歳の時にマシュマロを長く我慢できた子どもほど、大学進学適性試験で良い成績を収めていたのである。15分間、誘惑に耐えられた子どもは、わずか30秒で誘惑に負けた子どもよりも、適性試験の点数が200点以上も高かったのだ。最近では心理学者のアンジェラ・ダックワースが、将来の成績評価平均値を予測するのは、IQよりも目先のお楽しみを我慢できる能力だという調査結果を発表している。

「自制心」は成功を約束する重要なカギだ。自制心のある人のほうが年収が高く、人に信用され、健康でもある。そのうえ、人づきあいもうまくて幸せな人生を送っている。

自制心は間違いなく、私たち人間の重要な特性のひとつだ。だがそれが実際、成績評価平均値とどう関係があるのだろうか？　おそらくビデオゲームをしたいという欲求を我慢して宿題を片づけられる子どもは、学校の成績が良いのだろう。それなら大学進学適性試験との関係は？　あの恐ろしく退屈な試験に辛抱強く取り組むためには、自制心が必要だからだろう。すぐに頭に浮かんだ解答を書き込んで次の問題に移る前に、自制心のある子どもは、それが最善の答えかどうかを確信できるまで、粘り強く問題に取り組むからに違いない。

一方で、自制心のエネルギー量には限りがあるらしい。人間は基本的に、一度に1種類の自制心しか働かせられない。同時にふたつのものごとをコントロールしようとして、たとえば、ピザを食べたい気持ちを我慢しながら、宿題の退屈な詩を覚えようとしても、そのどちらか一方しか、あるいは両方ともうまく行かない。しかも2種類の自制心を立て続けに働かせると、自制心のエネルギーが枯渇して問題が起きやすい。おかしな場面を見て笑いをこらえた5分後に「類推テスト」(「椅子は座るための家具、それではベッドは?」といった形式のテスト)を受けた場合にも、被験者は問題に集中しにくかった。

自制心を使い果たしてしまうと、その後、自制心が利かなくなってしまう理由を、心理学者のロイ・バウマイスターとトッド・ヘーザートン、キャサリン・ヴォスは、「自制心は筋肉のようなものだからだ」と説明する。つまり、自制心という筋肉を使えば消耗し、回復の時間が必要になるのだ。しかも、自制心は一度にたったひとつのことにしか働かない。どれほど強い自制心にもエネルギー量に限りがある。また筋肉と同じように、自制心も鍛えれば強くなる。ウェイトを持ち上げた直後には筋肉も疲労するが、長い目で見れば強く鍛えられる。自制心という筋肉もまた同じなのである。

脳の抑制系

私たちは日々いろいろな種類の自制を働かせる。ところが信じられないかもしれないが、どんな種類の自制も、脳の同じプロセスを共有している。そして、どんな種類の自制を働かせる時にも、必ずと言っていいほど活性化する領域がある。腹《ふく》外《がい》側《そく》前《ぜん》頭《とう》前《ぜん》皮《ひ》質《しつ》(VLPF

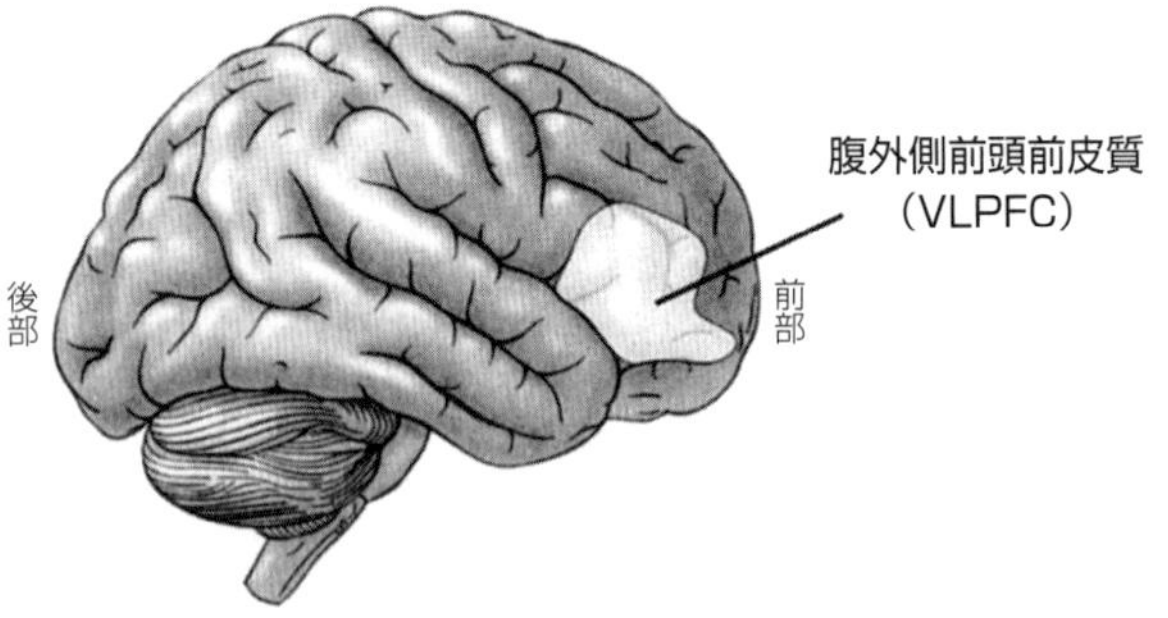

図22　自制に関係がある領域

C、図22）の、それも特に右半球の領域（ｒＶＬＰＦＣ）である。前頭前皮質のなかで、左半球よりも右半球のほうが大きいのはこの領域だけだ。右側が大きく発達するのは、自制心をうまく働かせられるようになる10代後半である。右腹外側前頭前皮質は、抑制系のハブ領域と言っていいだろう。

　次に3種類の自制と、右腹外側前頭前皮質の働きについて詳しく見ていこう。

1．運動自制

　運動自制を調べるために、心理学者がよく用いるのが「ゴー・ノーゴー課題」である（「ゴー」は反応するを、「ノーゴー」は反応しないを意味する）。この課題では、1秒にひとつの割合で画面に現れる文字に反応して、できるだけ速くボタンを押さなければならない。ところが「ノーゴー」（反応しない）の文字が現れた時には、ボタンを押してはならない。この指示は全体の15～20％の割合で出るため、1秒に一度の割合で調子よくボタンを押し続けているところへ「ノーゴー」の文字が現れた時には、つい押したくなる衝動を抑制しなければならず、単純にしてなかなかに難しい課題である。

「ノーゴー」の指示に従ってうまく運動を自制できた時には、右腹外側前頭前皮質が活性化していた。マシュマロ実験から数十年後に、ミシェルが同じ被験者を集めてゴー・ノーゴー課題を試してもらったところ、4歳の時に目先のお楽しみを先送りできた子どもは、成人後もこの領域が強く活性化していた。

社会神経科学者のエリオット・バークマンと私は、腹外側前頭前皮質の働きは研究室のなかだけでなく、実生活のなかでも効果があるのかを確かめた。まずは禁煙を決意した被験者を集め、禁煙に踏み切る前日にゴー・ノーゴー課題に挑戦してもらう。禁煙には「吸いたい」という欲求と、「今度こそ止《や》めるぞ」という葛藤がつきものだ。だからこそ「右腹外側前頭前皮質が強く反応する人は、吸いたいという欲求をうまく自制できるはずだ」と考えたのである。

禁煙中の被験者には1日に数回メールを送って、「今、どのくらい吸いたいか」と「前回のメール以降、煙草を吸ったか」について答えてもらった。すると予想通り、午後2時のメールで「すごく吸いたい」と答えた人は、午後4時のメールで「つい吸ってしまった」割合が高かった。しかも、禁煙の成否と右腹外側前頭前皮質との間には大きな関係があった。禁煙前のゴー・ノーゴー課題で、この領域があまり活性化しなかった人は、つい煙草に手を伸ばしていた。反対にこの領域が強く活性化していた人は、「吸いたい」という欲求をうまく抑制し、禁煙につながっていたのである。

2．認知自制

次の三段論法で、前提から導かれる結論は論理的に正しいだろうか？

常習性のあるもので安いものはない。
煙草には安いものがある。
だから煙草には常習性のないものもある。

前提が正しければ結論も正しいという点で見れば、もちろんこの三段論法は正しい。だが、そう正しく答えられる者は半分にも満たない。なぜか？　たとえ三段論法の結論としては妥当でも、結論の内容（煙草には常習性のないものもある）が、世間的な常識で見れば間違っているからだ。結論が間違っている理由は、そもそもの前提（常習性のあるもので安いものはない）が間違っているからである。だがあくまでも、三段論法として見た場合には、論理的に妥当である。このように、自分の知っている事実や常識、信念に〝反する〟結論を、間違っていると判断してしまう傾向を「信念バイアス」と呼ぶ。だが知識に惑わされずに、前提が正しい世界を想像するためには、頭の働きをうまく自制できなければならない。このように認知プロセスを自制する場合にも、腹外側前頭前皮質が深く関わっているのだ。

認知自制の時に働く脳の活動領域を突き止めるために、神経科学者のヴィノード・ゴエルとレイ・ドランは、三段論法を被験者に続けて見せた。信念バイアスにつられて答えを間違えた時よりも、信念バイアスに惑わされずに正しく答えられた時に活性化する脳の領域を調べようとしたのである。するとこの時、活性化していた唯一の領域は右腹外側前頭前皮質だった。別の実験でも、この領域が強く活性化していた人ほど信念バイアスに惑わされなかった。また課題の途中で注意力を削《そ》がれると正解率が落ち、右腹外側前頭前皮質の反応も鈍った。さらに「経頭蓋《けいとうがい》磁気刺激」を用いた実験も行った。経頭蓋磁気刺激とは、6章で紹介した、脳の特定の領域に銅コイルを当てて磁場を発生させ、その領域が持つ機能を一時的にオフにする方法である。この方法によって、右か左の腹外側前頭前皮質を20分間痺《しび》れさせ、その前後で、信念バイアスを起こす三段論法と起こさない三段論法を被験者に見せたのだ。すると右腹外側前頭前皮質を痺れさせた被験者の場合に、信念バイアスを起こす課題の正解率が著しく低下したのである。右腹外側前頭前皮質の機能が損なわれると自制機能が失われ、自分の知識や信念に引きずられて、論理的な判断ができなくなってしまうのだろう。

同様の現象は、行動経済学者のダニエル・カーネマンとエイモス・トヴェルスキーが提唱した「フレーミング効果」でも見られる。カーネマンたちは問題や質問を表現する方法を「思考の枠組《フレーム》み」と呼び、フレームの違いによって、異なった判断や意思決定につながる効果を、フレーミング効果と名づけた。次のようなふたつの質問について考えてみよう。

〔質問１〕
選択肢１：無条件で10ドルをもらえる。
選択肢２：コイントス（コインを投げて表か裏のどちらが出るかに賭ける）をして、勝負に勝てば20ドルをもらえるが、負ければ何ももらえない。

たいていの人は選択肢１を選ぶ。それでは次の場合はどうだろう？　あなたは20ドルを手渡される。そのうえで、次の選択肢が与えられた場合はどうするだろうか。

〔質問２〕
選択肢１：10ドルを返す。
選択肢２：コイントスの勝負に勝てば20ドルをもらえるが、負ければ全額を返す。

質問１の時と違って、今回はほとんどの人が選択肢２を選ぶ。だが、これはおかしな話ではないか？　というのも、ふたつの質問の選択肢1どうし、選択肢2どうしはどちらも同じ条件だからだ。選択肢1の場合、どちらの場合でも実験に参加するだけで10ドルをもらえる。選択肢2の場合、どちらの場合でも賭けに勝てば20ドルをもらえるが、負ければ何ももらえない。だがたいていの人は、質問1では選択肢1を選び、質問2では選択肢2を選ぶ。なぜだろうか？

　質問1では「利益」のフレーム（10ドルをもらえるか、20ドルをもらえる可能性がある）から、また質問2では「損失」のフレーム（10ドルを失うか、20ドルを失う可能性がある）から質問がなされているためだ。心理学的に言えば、人は損失に敏感であり、損失を回避したがる傾向がある。人は利益（質問1）を目の前にすると、「賭けに負けて何も手に入らないというリスクを回避して、確実に10ドルを手に入れよう」と考える。一方、損失（質問2）を目の前にした時には、「10ドルを確実に返すという損失を回避して、賭けに勝てば10ドルを返さずに済むという可能性を選択する」というわけである。

　このようにフレーミングに惑わされる時に活性化する脳の領域を調べたところ、最も古い領域のひとつであり、情動と密接な関係がある大脳辺縁系《へんえんけい》が強く活性化していた。対照的に、フレーミングに惑わされず、自分がいくら受け取るのかという〝事実〟に反応した脳の領域はふたつしかなく、そのひとつが右腹外側前頭前皮質だったのだ。信念バイアスの時と同じようにフレーミング課題の場合にも、この領域が活発に反応していたのだろう。

3．視点取得――他者の視点から世界を解釈する認知能力

5章で紹介した「サリー&アン課題」を覚えているだろうか？　サリーという他者の視点から世界を解釈し、彼女がビー玉を探す場所を推測するテストだった。脳卒中を起こして右腹外側前頭前皮質を損傷し、WBAというコードネームで呼ばれた、ある患者の症例を見れば、この領域が視点取得――他者の視点から世界を解釈する認知能力――に重要な役割を担っていることがわかる。WBAは次のふたつの課題を試した。

第1の課題では、ある男性が、ふたつ並んだ同じ箱の左側の箱にボールを入れた。部屋には女性もいて、彼女もその場面を見ていた。WBAもその一部始終を目にしていた。やがて女性が出て行った隙に男性が箱を並び替えたため、ボールは今、右側の箱のなかにある。ここで実験者がWBAに「女性が部屋に戻ってきた時、どちらの箱のなかにボールを探すか」と訊ねる。本来なら、「左の箱だ」と答えるはずである。

第2の課題では、ある男性が、ふたつ並んだ同じ箱のどちらかにボールを入れたが、WBAには彼がどちらに入れたのかまでは見えなかった。一方、部屋にいた女性はどちらの箱にボールが入ったかを見ており、彼女がボールのありかを知っていることをWBAも知っている。その後、女性が部屋を出て行った隙に男性が箱の場所を左右並び替える。ここで実験者がWBAに「ボールの場所はどこか」と訊ねる。ヒントを与えるために、部屋に戻ってきた女性が右の箱を指差す。本来なら、それをヒントに「ボールは左の箱のなかだ」と答えるは

ずである。
ＷＢＡにとって一方の課題は簡単に正解でき、もう一方は正解できなかった。それでは、彼はどちらの課題を間違えたのだろうか？　それは、ＷＢＡがボールのありかを実際に知っていた最初の課題だったのである。どちらの場合でも、部屋を出ている間に箱の場所が入れ替わり、女性が間違った考えを持っているという事実を彼は理解していた。そして２番目の課題では心の理論を用いて、女性の〝誤信念〟を難なく理解できたのである。ところが最初の課題では、自分がボールのありかを知っていたために、その知識が邪魔をして、女性が自分と同じ場所を探すと判断してしまったのだ。右腹外側前頭前皮質を損傷していなければ、自分が見たものを他者も見て、自分が信じていることを他者も信じているという、２歳児のような、自分中心的なものの見方はしなかったはずである。

　私たちはつい、「他者も自分と同じように考えているに違いない」「相手は自分の考えに同意しているはずだ」などと思い込む。これを「偽《ぎ》の合意効果」と呼ぶ。私はＵＣＬＡの学生を対象に、偽の合意効果が現れている時の脳の領域を調べた。たとえば「中絶の権利」について、どのくらい賛成かを１〜１００の数字を使って、被験者自身の評価を答えてもらう。同時に、ＵＣＬＡの学生を対象にアンケートを実施し、彼ら自身の評価についても同じ数字を用いて答えてもらい、平均値を出しておく。その後、ＭＲＩのなかに入った各被験者に、ＵＣＬＡの学生が中絶の権利についてどのくらい賛成だと思うかを、同じ数字を用いて評価してもらったのだ。

果たしてその評価は、実際の平均値と、被験者自身の評価のどちらに近かっただろうか？案の定、被験者の回答は偽の合意効果を示し、実際の平均値よりも被験者自身の評価に近かったのである。一方、偽の合意効果を示さない被験者では、右腹外側前頭前皮質が強く反応していた。

私たちは直観でものごとを決めつけてしまいがちだ。その思い込みを棄《す》てて世の中を見るためには、自制能力を働かせなければならない。これは毎日の生活のなかで、道具も使わずに手軽に行える自制だろう。しかもこの自制は、ゴー・ノーゴー課題で求められる運動自制とはまったく違う種類のように見えて、どちらも脳の同じプロセスを共有しているのである。

「抑制」と「再評価」

あなたは重役室で役員プレゼンテーションの真っ最中である。本当は手足が震えるほど緊張しているが、そんな様子はおくびにも出さず、平静を装っている。このような感情の制御を心理学者は「抑制」と呼ぶ。抑制が感情を制御するやや荒っぽいやり方なら、「再評価」はもっと知的なやり方だ。ものごとの捉え方を変えれば、苦痛も和らぐ。私の好きな作家の村上春樹は、こんな言葉を紹介している——「痛みは避け難いが、苦しみはオプショナル

（こちら次第）」。

再評価とは、私たちを悩ませ、苦しめる状況をどう捉え直すかというプロセスだ。「神様は扉をお閉めになったが、窓をお開けになった」という発想の転換である。たとえば、「会社をリストラされた。だが、もともとその仕事は自分がやりたい仕事ではなかった。子ども時代の夢を実現するいいチャンスではないか」という具合だ。周囲の人間から見れば、無理やり正当化しているように見えるかもしれない。楽観的な物語を語っても、現実は変わらないからだ。だが心理学的に言えば、私たちの現実は私たちが語る物語から生まれる。リストラされたとしても、そのつらさを乗り越え、幸せを摑む方法が見つかるならば、再評価は大いに役に立つ（もっとも、リストラされた仕事が自分の憧れの仕事だった場合には、話はまた別だろうが）。

私は乱気流が苦手だ。エアポケットに入った飛行機が一気に5フィートも下降する時、生きた心地がしない。動悸《どうき》が激しくなり、冷や汗が流れる。このような反応を引き起こすのは扁桃体《へんとうたい》の仕業である。乱気流に巻き込まれた時、私はいつも次のように考えるようにしている。第1に、扁桃体は急速な垂直移動を理解できない。飛行機やエレベーター、ローラーコースターは現代の発明であって、私たちの祖先は急速な垂直移動を体験してこなかった。つまり、私の扁桃体は何が起きたかを理解していない。第2に、乱気流が原因で旅客機が墜落する確率は限りなく低い。第3に、私はグーグルの〝乱気流リポート〟を検索する。どこで乱気流が発生し、いつそれが終わるのかを調べるためだ。時には、ただ単に情報を知るだけでも気持ちが落ち着く。しかも今、私が巻き込まれている乱気流を、他のパイロットや乗客も無事に乗り切ったのだ。こんなふうに乱気流を再評価すれば、パニックは収まり、動悸も鎮まる。

「抑制」と「再評価」はいろいろな点で異なる。抑制は、内心の動揺を隠す効果がある。一方の再評価は、動揺を鎮めるために役に立つ。誰かと話している時に動揺を抑制すると、相手とのやりとりが疎《おろそ》かになり、何を話したかもよく覚えていない。再評価の場合には、そんな心配の必要がない。そのうえ再評価のプロセスは、動揺が始まって比較的早い時期に生じる。ある程度、明晰《めいせき》な精神状態でなければ、自分の置かれた状況をうまく捉え直せないからだろう。

このような違いがあるにしろ、抑制と再評価は、どちらも腹外側前頭前皮質と関係がある。抑制の場合、腹外側前頭前皮質は動揺が始まって少し時間が経ってから活性化する。再評価の場合には早い時期に活性化する。抑制の場合、腹外側前頭前皮質が活性化すると顔の表情をうまく隠せるのに対して、再評価の場合には扁桃体の反応と情動が和らぐ。再評価に時間をかければかけるほど、活性化する領域が左半球から右半球へと移る。左は再評価の開始を助け、右は終了に役立っていると考えられるだろう。

情動を言葉で言い表す

私たちは普段、衝動や葛藤と意識的に闘わなければならない。ところが、自制のメカニズムがまったく無意識に働く時もある。作家のヘンリー・ミラーは、「女を忘れる最善の方法は、その女について書くことだ」と言ったが、その時々に自分が感じている情動に〝ラベルをつける〟だけで、無意識のうちに感情をコントロールしやすくなるのだ。たとえば「今、私は怒っている」といった具合に、その時に自分が感じている情動をラベリングして、言葉で言い表すのである。

子どもが泣きわめいたり、癇癪《かんしゃく》を起こしたりすると、大人はよく「言葉で言いなさい」と命じる。就学前に自分の感情を言葉で言い表せるようになる子どもは、あまり感情を爆発させず、成績も良く、同級生からの人気も高いという。数学のテストを受ける直前に不安な気持ちを紙に書きつけた高校生は、実際に成績が良かったという実験結果もある。

私は「情動のラベリング実験」を行い、写真を見た被験者に、その情動を表す言葉を選んでもらった。たとえば怒った顔の写真を見た時、それが怒りなのか恐怖なのかを選んでもらうのだ。すると、写真を見た被験者がその情動を表す言葉を選んだ時、彼ら自身の嫌な気持ちが和らいだのである。普通の人は、情動のラベリングに、自分自身のネガティブな感情を和らげる効果があるとは思わない。不安を煽《あお》るような写真を見ただけの時と、同じ写真を見て自分の気持ちを言葉で言い表した時とでは、「どちらがもっと嫌な気持ちになるか？」と訊ねたところ、ほぼ全員が「後者だ」と答えた。

あなたは深刻なクモ恐怖症だとする。治療のためにセラピストの元を訪れたところ、次の3つの治療法のうち、どれかを選ぶように言われた。その第1は「疑似体験療法」（「暴露療法」とも呼ばれる）である。この方法では、治療に訪れるたび、虫かごに入った実際のクモを見て徐々に慣れていく。第2が「再評価療法」だ。治療でクモを見るたびに「こうやって小さいクモを見ると、実際に危険だとは思えないわ」などとクモを再評価する。そして第3が「情動のラベリング療法」である。クモを見て「あのぞっとするクモが飛びかかってくるんじゃないかと思うと、不安だわ」といった具合に、感情を言葉で言い表す。それでは、以上3つの治療法のうち、どの方法が最も効果があっただろうか？　それは第3の情動のラベリング療法だった。ネガティブな言葉で言い表せば言い表すほど、被験者はクモを怖がらなくなったのである。

再評価と同じように、情動のラベリングにも暗黙の自制効果があるらしい。情動を言葉で言い表すと、右腹外側前頭前皮質が活性化して扁桃体の活動が弱まるのだ。

運動自制にせよ、認知自制にせよ、その中心には常に右腹外側前頭前皮質の働きがある。この領域が自制を促すメカニズムについては、今後の研究が待たれるところだ。それではなぜ自制が、社会の調和に重要な役割を果たすのかについて考えてみよう。

エイリアンに誘拐されたら……

私たちが感情や欲求を自制する時、いちばん利益を得るのは誰だろうか？　この問いに答えるために、次のようなシナリオを想像してほしい。

ある夜、ぐっすり眠っていると、緑色の小さな生命体がやって来て、あなたを温かいベッドから誘拐し、空に浮かぶＵＦＯの脳神経外科手術室へと連れ去った。そして彼らは、次のふたつの選択肢のうち、どちらか一方を選べとあなたに迫った。すなわち「衝動や欲求、欲望、感情的な反応を永遠に失う手術」か、それとも「それらをすべて残す代わりに、生涯にわたって感情のコントロールを失う手術」か？「感情」か「自制」かの古典的な問題だ。さて、あなたならどちらを選ぶだろうか？『スター・トレック』の沈着冷静な「ミスター・スポック」か、すぐにカッとなる「カーク船長」か？

私ならまずなんとか逃げ出そうとするだろうが、結局は後者の「感情のコントロールを失う手術」を選ぶだろう。自制心のない人間として生きるのは恥ずかしいが、感情や欲求を失った人生も恐ろしい。もはや息子を愛おしいと思い、妻にキスをする日はやって来ない。山に登って、美しい朝日に感動する瞬間も訪れないのだ。人生の素晴らしさを体験できないとすれば、私はいったい誰で、生きていく価値は果たしてあるのだろうか？

ところがあなたが手術を待っている間に、事態はさらに複雑になった。エイリアンどもは同じ街の住民が寝ている間に、一気に全住民を手術する技術を編み出し、まずはあなたの街から始めると言い出したのである。UFOに乗船しているあなたは運良く手術を免れ、感情や欲求や衝動も、それらをコントロールする能力も失わずに済んだ。しかしながら、あなたの住む街の全住民が「感情や衝動を永遠に失う」のか「感情や衝動のコントロールを永遠に失う」のかを、あなた自身が決めなくてはならなくなった。つまり、エイリアンから解放されたあなたが戻る街は、感情や衝動のない「ミスター・スポックの街」か、感情や衝動をコントロールできない「カーク船長の街」だとしたら、あなたはどちらの街で暮らしたいだろうか？　ちなみに、あなたの家族と親友は休暇で街を留守にしているため、やはり手術を免れる。

私は、感情や衝動をコントロールできない人間の街には住みたくない。大半の人も同じ意見ではないだろうか？　何をしでかすかわからない人間に囲まれて、身の安全も保証されない街で、人生を過ごしたくはないのだ。年がら年中、土曜日の深夜みたいな大学寮の隣に住んでいるようなものではないか。

つまり、人は自分自身が自制心を持つ以上に、周囲の人間に自制心を求める。反対に言えば、周囲の人間も私に自制心を働かせてほしいはずだ。そう考えれば、私の自制心は私自身にとってよりも、周囲の人間の役に立っていることになる。

自制心は個人よりも社会の利益に

人は自制という代償を払って、社会に参加する。衝動を抑えるからこそ、自分自身の目標も追い求められる。しかも衝動を自制する能力の高い人は、社会に大きな価値をもたらし、大きな報酬も手にできる。社会が高く評価するのは個人の生活の質ではなく、自制心なのである。

ジョン・レノンの体験を聞けば、その意味がよくわかるだろう。彼はかつてこう語った。「ある時、学校で将来の夢について書く宿題が出た。僕は『幸せになりたい』と書いたんだ。すると、先生は『あなたにはこの宿題の意味がわかっていない』と言った。だから僕はこう答えた。『先生には人生の意味がわかっていない』と」。その教師にとって、将来の夢とは人や社会のためになることだったのだろう。だから幸せになりたいというレノンの作文は、その教師にとってなんの意味も持たないものだったのだ。

猛勉強をして医学部に進学し、さらに自制心を発揮して研修医を務めて、ようやく医師になったからと言って、絶対的な幸せが待っているわけではない。もしもう一度やり直せるとしたら、「また同じ職業を選ぶ」と答えた医師は、アメリカでは半数にも満たないという。医師は社会に貢献する立派な職業であり、それゆえ敬意を集める。医師を目指す思春期の子どもは、尊敬され、裕福になりたい。親に自分のことを誇りに思ってもらいたいのだ。だが、医師になるために必要な自制心は、実のところ〝本人〟よりも〝社会〟にとって価値があるのかもしれない。

社会規範は時に、社会のために個人の自制を促す。北京《ペキン》では夏の暑い日に、年齢や階級を問わず、おおぜいの男性がTシャツの裾をまくり上げて腹を丸出しにしている。ところが国際都市を目指す北京では、この姿が見苦しいとして政府や新聞が大々的にキャンペーンを張って自粛を呼びかけている。これはまさに、個人の利益よりも社会の利益を求める自制の恰好の例だろう。裾をまくり上げて腹を出せばたしかに涼しい。だが社会は、古代ローマの政治家キケロの言葉を良しとしたのである。「人はみな他者の満足を損なうのではなく、自己の不満に耐えるべきである」。

個人も社会も、自制心ある人間を信頼する。自制心を働かせる者に、社会は大きな報酬を与える。大学進学適性試験の点数が良ければ有名大学に入りやすい。難関大学への進学は知力をめぐる競争であるとともに、自制心をめぐる闘いでもあるのだ。遊びたい気持ちをどれだけ我慢して、退屈な大学進学適性試験のために十数年も勉強し続けられるか？　難関大学の合否は、自制心を通して克服できる試験によって決まるのだ。

自制心が個人よりも社会の利益になる理由を、禁煙を例に説明しよう。あなたは禁煙したいと思っている。長い目で見れば、そのほうが健康に良いとわかっていながら、なかなか煙草を止められない。それは煙草を吸う目先の楽しみが勝ってしまうからだ。ニコチン依存症の傾向があればなおさらである。禁煙できるかどうかは、短期的な利益と長期的な利益との間で、うまく葛藤に勝てるかどうかにかかっている。

ところが社会にとっては、そのような葛藤は存在しない。あなたが煙草を吸ったところで、社会はなんの短期的な利益も得られないからである——煙草をくゆらす時の深い味わいもなければ、ニコチンが身体中に染みわたるような感覚も、吸うと気持ちが落ち着く感じも、社会にはない。個人の喫煙は社会にとってはなんの役にも立たず、禁煙してくれたほうがよほど利益になるのだ。そうであるならば、自制心を働かせるといちばん利益を得るのは本人自身だろうか？　自制心にはいつも、束《つか》の間《ま》の楽しみと遠くにぼんやり見える幸せとの葛藤がつきものだ。そのぼんやり見える遠い幸せと社会の目標とはたいてい一致するが、束の間の楽しみは社会にとって優先される要素ではない。

結局のところ、私たちは社会規範に従って個人の喜びを自制し、苦痛を増すようにできている。１世紀も前にそう気づいた社会心理学者のフロイド・オルポートは、こう述べた。「社会化された行動は、皮質の最大の成果である」。

内側前頭前皮質はトロイの木馬のように働く。私たちは社会の信念や価値観を取り入れて、自分自身でもまったく気づかないうちに〝心理的な侵入〟を許してしまっている。そうやって社会の信念や価値観を自分自身のものと思い込み、内面化してもなお、その信念や価値観と個人の衝動や欲求との間で葛藤が起きる時がある。コメディアンのルイ・ＣＫも言った。「信念は山ほどあるけど、何ひとつ実行しちゃいない」。

集団と同じ信念を持てば、調和が生まれる。たいていの場合は、実際に実行していなくても、自分が同じ信念や価値観の持ち主だとわかってもらうだけで充分だ。だが、それではまだ不充分な時がある。社会規範に従っていると周囲に確実にわかってもらいたい時には、腹外側前頭前皮質の出番だ。私たちが社会の信念や価値観に従って行動する時、この領域が活性化して個人の衝動や欲求を抑制するのである。

コントロールするのは誰？

18〜19世紀の哲学者ジェレミー・ベンサムは、「パノプティコン」と呼ばれる建物を提案した。ギリシャ語で「パン（すべて）」を「オプティコン（見る）」という意味を持つその建物は、全展望監視システムによって、建物の中央から内部を３６０度見渡せる仕組みだった。ベンサムは円形の監獄を計画し、中央に監視塔を置いて、その周りに独房を放射状に配した。そのため監視カメラのない時代に、ごく限られた看守の数ですべての囚人を監視するのは事実上、不可能だったにもかかわらず、囚人は常に自分たちが看守の監視下にあると意識せざるを得なかったのである。

まさにそこにこそ、ベンサムの炯眼《けいがん》があった。人は「誰かに見られているかもしれない」と思うだけで、自制心を働かせる。全展望《パノラマ》監視型の自制心を持つ私たちは、誰かに見られる可能性があり、他者に判断され、評価され、罰せられると思うだけで、社会規範に従って行動する。これは戦略的で合理的な態度に思えるだろう。ところが時に私たちは、不合理に思えるほどこの傾向を強く見せるのだ。

被験者の前で資料の束を〝偶然に〟落とす実験をしたところ、部屋に監視カメラがあるかないかで被験者の態度に大きな差が現れた。監視カメラのある部屋のほうが、資料の束を拾おうとした被験者の数が30%も多かったのだ。また部屋が薄暗いと、カンニングをする被験者の数が2倍に増えたという実験もある。さらに、視線の動きを追う「視線追跡メガネ」をかけた被験者は、壁に貼った〝際どい〟ポスターを見ようとはしなかった。

自分が実際に見られているわけではないとわかっている時でさえ、人は誰かに見られている時と同じような行動をとる。職場の休憩コーナーに冷蔵庫があり、社員は誰でも好きなドリンクを取り出して、自由に飲んで構わないとする。壁に貼り出してある料金を代金箱に入れればいいだけだ。休憩室には他に誰もおらず、廊下には足音も聞こえない。あなたは代金箱にお金を入れるだろうか？　入れるとしたらいくら払うか？　壁に貼ってある花のポスターは、あなたの行動に何かしらの影響を与えるだろうか？　それが花ではなく、人間の目のポスターだとしたら？　実験の結果、実際にあなたの行動を監視できるはずもない単なる目の写真であっても、花の写真に比べて、代金箱の金額が2・7倍も増えていたのである。公共のカフェテリアでは、人間の目のポスターを貼っておくだけで、ゴミのポイ捨てが半分近

図23　社会規範に則った行動を引き起こす（A）／引き起こさない（B）3つの点のかたち
（出典：Rigdon, M., et al. (2009). Minimal social cues in the dictator game. *Journal of Economic Psychology*, 30 (3), 358-367.）

く減ったという。パソコン画面にロボットの目が映し出されていると、人はたくさん寄付をするという実験結果もある。また別の実験で、3つの点を人の顔を連想させるAのかたち（図23）に並べただけで、Bのかたちの時よりも、3倍も多く相手のプレイヤーに寄付する傾向が見られた。

これらの事実は、いったい何を意味するのだろうか？　被験者は実際に自分が見られているわけでも、罰せられるわけでもないとわかっていた。ところが、彼らは〝まるで自分が見られているかのように〟行動したのである。

パノプティコンな私たち

ハロウィーンは、子どもにとってお菓子がたくさんもらえるお楽しみの日だ。次のような状況を想像してみよう。あなたが近所の家の玄関を叩くと、ご主人がにこやかに出てきた。そして「ごめんよ。今ちょうど電話中なんだ。だから、そこのキャンディ入れからひとつだけお菓子を持って行ってね。おじさんはあっちの部屋で電話をしてるから」と言って、あなたをひとり残して隣の部屋に行ってしまった。他に誰もあなたの行動を見ている者はいない。さて、あなたならどうするだろうか？　あるいは、こんな場合はどうだろう。お菓子を取ろうとして、キャンディ入れに近づくと、その奥に置いてある鏡がお菓子を取るあなたの姿を映し出していた……。

近くに誰もいなければ、どんな子どもでもお菓子をひとつ以上はポケットに詰め込みたくなるはずだ。9歳以上の子どもを対象にした実験では、鏡のない場合には半数以上の子どもがお菓子を2個以上取った。ところが鏡がある場合には、お菓子を2個以上取った子どもは10％にも満たなかったのである。これは意外な結果ではないか。鏡に映った自分の姿を見ただけで、お菓子をたくさんポケットに詰め込みたくなる衝動を抑え、社会規範に従ったのだから。

心理学者のジョージ・H・ミードとチャールズ・クーリーは、こう述べた。「自意識とは本質的に、衝動的な自己と、その自己がこれからしようとしている行為を自分の大切な人が知ったら、どう言うだろうかという想像との対話である」。

私たちは自意識を内面のプロセスとして体験する。だが実のところ、自意識は社会的なプロセスだ。そのプロセスを通して人は、自分が社会に何を期待されているかを知り、その期待に沿って行動しようとする。見られ、見る立場にあるという意味で、私たち自身が「全展望監視システム《パノプティコン》」なのである。

大学1年生を対象にした実験でも、教室に鏡を取りつけただけで、カンニングをする学生の割合が71％から7％に減った。鏡に映った自分の姿を見るだけで、そして他者にどう見られるかと思うだけで、私たちは社会が良しとしない衝動を抑制して、規範に従おうとする。このように、自制心とは社会に利益をもたらすメカニズムなのだ。自分が社会の一員だという事実を思い出すと、自制心が働く。自制心は社会とのつながりを深め、集団のなかでの自己の価値を高めてくれる。集団的アイデンティティも確認できる。そしてそこに「調和」が生まれる。

私たちは「評価され」「自制心を働かせ」「社会規範に従う」動物である。この3つのプロセスは、どれも右腹外側前頭前皮質と関係がある。「自制を働かせる」時のこの領域の役割についてはすでに本章で述べたため、「評価される」と「社会規範に従う」という、あとふたつのプロセスと右腹外側前頭前皮質との関係について探っていこう。

こんな実験を想像してほしい。あなたは100ドルを渡され、そのお金を他の被験者と分けなければならない。お金の分け方はあなたに一任されている。相手の被験者と面識はないが、隣の部屋にいて、あなたがお金を受け取り、ふたりで分けるという状況は理解している。さて、あなたならどう分けるだろうか？　自分で働いて稼いだお金ではないため、一般的な社会規範からすれば、半分ずつ分けるのが公平だろう。とはいえ、利己的な衝動が働く時、二度と会わない相手に対して、全額の約10％しか渡さない被験者も多い。

そこで、神経科学者のマンフレート・シュピッツァーと経済学者のエルンスト・フェールは、社会規範に従わざるを得ない状況をつくり出した。あなたがお金をどう分配したかを相手が知ったら、あなたに仕返しができると伝えたのだ。たとえば相手が仕返しに1ドル費やすごとに、あなたが自分に割り当てた金額から5ドルずつ引かれるといった具合である。こんなふうに仕返しをされる可能性があるとわかっている時には、被験者は全額の約4割を相手に渡したのである。

彼らがそうしたのは4割の金額を渡したかったからではなく、公平性という社会規範に従うべきだという圧力を感じたからだ。この時、右の腹外側前頭前皮質が活性化していた。ここはまた損失にも敏感な領域である。そのため、損失に対してこの領域が反応した可能性も棄て切れない。

そこで、右腹外側前頭前皮質が社会規範と損失のどちらに反応したのかを確かめるために、シュピッツァーたちは被験者に、同じ実験をコンピュータ相手に行ってもらった。すると、人間を相手にした時のほうが、右腹外側前頭前皮質が活性化していたのである。たしかにコンピュータが相手では、後で仕返しをされるという不安は感じないだろう。どうやら右腹外側前頭前皮質は、社会的制裁を受けるかもしれないという不安を、規範に従うという行動に変換させる働きを持つらしい。

社会に評価される可能性があるだけで、私たちは自制心を働かせる。周囲の人間にどう思われるかと考えただけで、右腹外側前頭前皮質が活性化する。さらには、周りに誰もいなくても、鏡に映る自分自身の姿を見ただけでも自制心が働く。その時、どこよりも活性化する領域は？　もちろん右腹外側前頭前皮質だ。この領域のなかで、「評価され」「自制心を働かせ」「社会規範に従う」という3つの機能がなぜ結びついたのかについては、今後の詳しい研究を待たなければならない。だが、進化の過程でこの3つのプロセスが結びついた理由は、社会から罰せられ、疎外されるという不安を利用して、私たちに利己的な行動よりも社会的な行動を優先させるためではないだろうか。

自制心とは、個人と集団との間で目的や価値観が衝突する時、集団の目的や価値観を優先させて、私たちを社会規範に従わせるメカニズムである。アメリカ人は、同調する人を見るとつい、「群れに従う意志の弱い人間」と判断しがちだ。ところが最近の調査によれば、ある状況では、自制心の強い人のほうが同調しやすいという。集団から制裁を受ける可能性がある時、同調は実に賢明な選択なのである。

誰がために自己はある

私たちのトロイの木馬の自己は、物心ついた頃から、外界の情報をスポンジのように吸収してきた。そうして無意識のうちに内面化した信念や価値観を、私たちは自分自身の考えや価値観だと思い込んで、必死に守ろうとする。だが実のところ、自分の考えを弁護する時、私たちが弁護しているのは社会の考えなのだ。自分の信念と社会の信念とが一致するからこそ、私たちは社会の価値ある一員になれる。集団の仲間に好かれるからこそ、社会的苦痛よりも社会的喜びを味わえる。

自制心は目の前の誘惑に打ち勝ち、長期の目標を達成する力をくれる。だが長期的な個人の目標（医師を目指すなど）は、たいてい自分よりも社会の利益にかなっているのだ。個人の価値観と社会の価値観とが衝突する時には、「自分が誰かに見られ、判断されている」と思うだけでパノラマ的な自制心が働く。

自分の信念や価値観が社会から持ち込まれたものであり、自制心が、自己を抑制して社会を優先するために存在するという考え方は、西洋人には受け入れ難い。それでも最新の脳神経科学は、自己感と自制心があるからこそ、人は集団に受け入れられるのだと教えてくれる。

調和を生み出すことは難しい。だが私たちの脳は、社会の規範を内面化し、その上にそれぞれの自己感をつくり上げ、私たちが外部の信念や価値観に従って考え、行動し、社会の調和を生み出す仕組みをうまくつくり出してきたのである。

第Ⅴ部 実践編：もっと賢く、もっと幸せに、もっと充実した毎日を

10

〝つながり脳〟で生きる

日常生活において、より深く、より有益に人や社会とつながる方法

これまで見てきたように、私たちの脳は、人とつながり、集団とつながり、社会とつながるようにできている。そしてまた、相手の心を読み取り、社会の調和を生み出すようにできている。つながればつながるほど、人生の素晴らしい可能性が開ける。人生の目標や社会の制度をほんの少し調整するだけで、もっと賢く、もっと幸せで、もっと充実した毎日を実現できるのだ。

実践編である第Ⅴ部では、第Ⅰ～Ⅳ部で学んだ、「つながる」「心を読む」「調和する」の3つの脳力の知識をもとに、より幸せで、より豊かな人生を送るための方法を、「日常生活」「企業や組織」「学校教育」の3つのテーマ別に、具体的で役立つ提案を交えながら紹介していこう。

なぜ、お金と幸せは関係がないのか

誰でも健康で幸せな人生を送りたい。社会は、私たちが健康で幸せな生活を送るために大きな投資を行っている。健康で幸せな人間は生産的だ。トラブルにも巻き込まれにくく、社会に金銭的な負担もかけない。哲学者のベンサムは、苦痛の量に対して〝快〟の量を最大限に持つ社会が最善の社会だという、「最大幸福原理」を提唱した。それでは、何があれば健康で幸せな人生を送れるのだろう。

１９８９年、20万人以上の大学１年生を対象に、人生の目標を訊ねるアンケートが行われた。すると飛び抜けて多い回答があった――「金銭的な豊かさ」である。ベンサムの考えが正しいのなら、お金は身体的な苦痛を遠ざけ、物質的な喜びの量を最大限にしてくれる素晴らしい手段に違いない。だがお金があれば、私たちは本当に幸せになれるのだろうか？

この問題に強い関心を抱いてきたのが経済学者である。なぜなら長い間、国家の収入と個人の所得こそが幸福度を測る客観的な指標であり、幸福度は直接、測れないと見なされてきたからだ。だが実のところ、幸福度や人生の満足度を測ることはそれほど難しくない。直接、本人に訊ねればいいだけだからだ。

お金と幸福度との関係を探るために経済学者が調査を重ねたところ、「双方の間に大きな関係はない」という衝撃的な結果が出た。だがそのうち、ひとつだけ、お金と幸福度との関係を示す調査があった。国民の平均所得と幸福度との関係である。その調査によれば、平均所得の高い国では国民の平均幸福度も高かった。とはいえ、豊かな国は概して自由で、教育水準も高い。医療制度も充実し、司法制度も腐敗していない。そのためGDP（国内総生産）だけが、その国の国民の幸福度に影響を与えているとは言い切れない。

エド・ディーナーは、幸福研究の第一人者として〝ドクター・ハピネス〟の異名を取る心理学者である。ディーナーはアメリカの数千人の成人を対象に、個人の所得と幸福度との関係を探る調査を行った。すると、個人の所得と幸福度との間にはたしかに関係があったものの、所得が幸福度を左右する率は全体のわずか2％に過ぎなかったという。しかも双方の間で関係が見られたのは、貧困ラインを下回る層についてのみだった。この層では、年収が1000ドル上がるたびに幸福度も大きく上がっていたのである。一方、貧困ラインを上回る層では、年収が上がっても幸福度にほとんど変化は見られなかった。

アメリカ人の所得水準と幸福度の推移を表したのが、次ページのグラフ（図24）である。1946〜89年の間に所得が2倍以上に増えたのに対して、幸福度はまったく変化していないのがわかるだろう。このように「経済的な豊かさが上昇しても、幸福度は上昇しない」現象を「幸福のパラドックス」と呼ぶ。その現象が顕著な国は日本である。1958〜87年の間に、日本の実質所得は5倍に増え、物質的な豊かさも劇的に向上した（たとえば車の所有率は60倍に跳ね上がった）。だがその間、日本人の幸福度はほとんど変化しなかったので

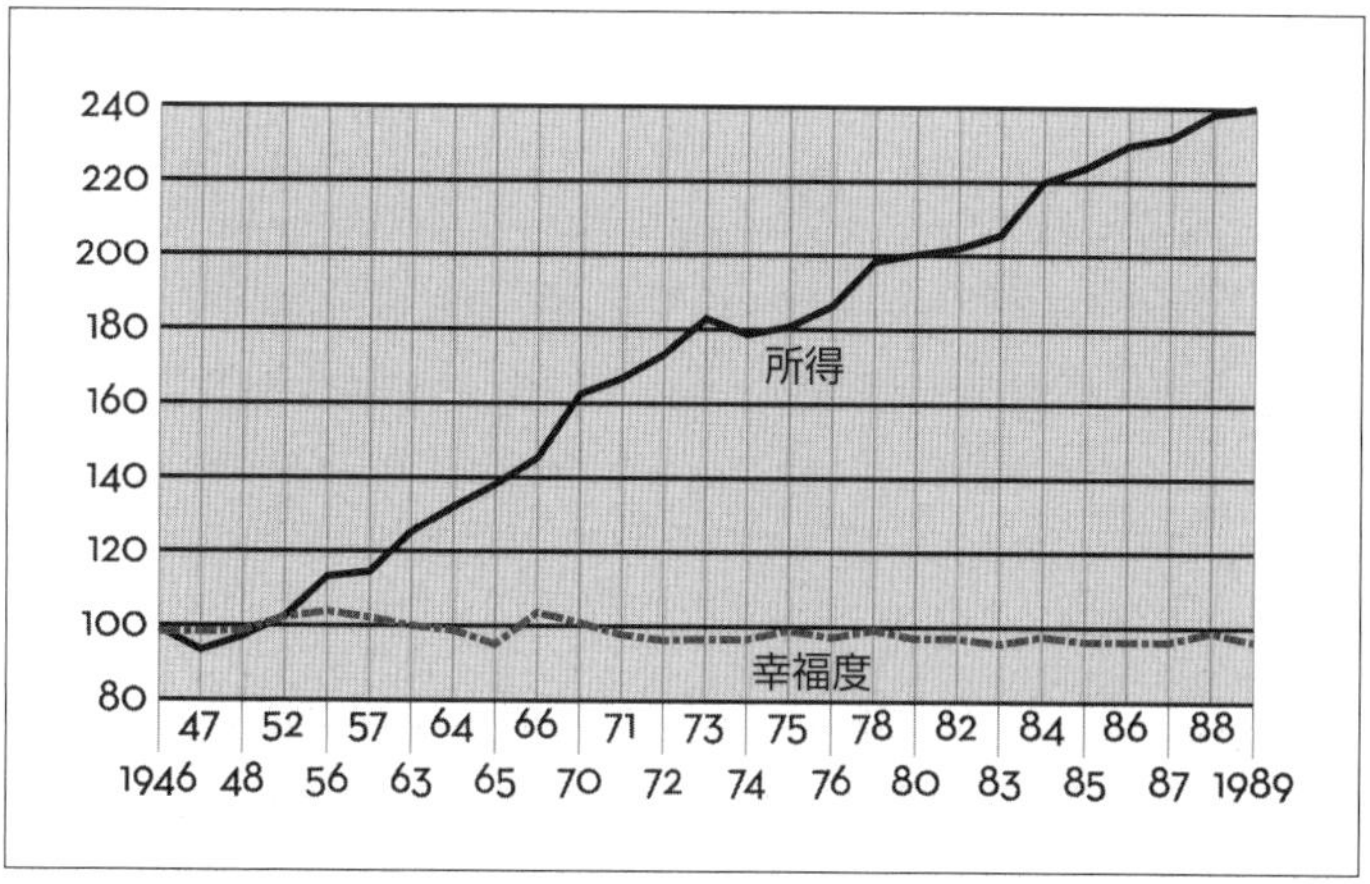

図24　アメリカ人の所得水準と幸福度の推移（1946～89）
（出典：Easterlin, R. A.（1995）. Will raising the incomes of all increase the happiness of all? *Journal of Economic Behavior & Organization*, 27（1）, 35-47.）

ある。

　同じ被験者を10年にわたって追跡し、所得の変化と幸福度の変化を調査した経済学者もいたが、やはり所得と幸福度との間に大きな相関関係は認められなかった。

　私たちは、お金があれば幸せな人生を送れると思っている。だがどんな調査や実験も、双方の関係を否定する。それでは、私たちはいったい何を見落として、お金があれば幸せになれると思い込んでいるのだろうか？

　お金があっても私たちが幸せを感じない理由を、心理学者や経済学者は次のように説明してきた。心理学者が主張するのは「快楽のトレッドミル説」である（トレッドミルは、カゴのなかのハムスターが回し続ける〝回し車〟を想像してもらえれば、わかりやすいだろう）。この説によれば、人間は欲しいものを手に入れて一時的な幸福感に浸っても、時間の経過とともにその状態を当たり前のように感じてしまい、より強い刺激がなければ満足感を得られなくなってしまうという。宝くじで大金を当てて幸せの絶頂にあるような人でも、やがてその状態に慣れてしまい、元の幸福レベルに戻ってしまうのだ。

一方の経済学者は、私たちが「絶対所得」よりも「相対所得」を重視するために、お金では幸せを感じないのではないかと主張する（「相対所得説」）。この説によれば、年収20万ドルの人がたくさん住む地域で自分の年収が10万ドルの時よりも、たとえ自分の年収が5万ドルであっても、年収3万ドルの人がたくさん住む地域で暮らしている時のほうが、人は幸せを感じることになる。

失われゆく人や社会とのつながり

現実は先に述べた以上に悪化している——アメリカでは人びとの幸福度が低下の一途をたどっているのだ。たしかに相対所得説にも一理あるだろう。だが快楽のトレッドミル説や相対所得説だけでは説明しきれない、社会の変化が起きているに違いない。政治学者のロバート・D・パットナムが著書『孤独なボウリング——米国コミュニティの崩壊と再生』で指摘したのが、社会とのつながりの減少である。パットナムは、「主観的な幸福度と人生の満足度には社会的要素が大きく関係し」、「アメリカのような近代国家では、その社会的要素が年々、減少する傾向にある」と論じたのだ。彼のふたつの主張について順に見ていこう。

パットナムの言う社会的要素のなかには、「結婚しているか」「友だちがいるか」「どのくらい大きな社会的ネットワークを持っているか」「組織や集団（ボウリングクラブなど）に属しているか」なども含まれる。経済学者がこれらの社会的要素（パットナムは「社会関係資本」と呼んだ）と個人の幸福感との関係を調べたところ、双方の間には大きな関係があった。また所得や社会的つながりと、幸福度との関係を突き止めようとした別の調査によれば、所得よりも社会的つながりのほうが、個人の幸福度を大きく左右するという結果が出た。

つまり、社会的つながりを築いて、友だちとコーヒーを飲んだり、ご近所さんとおしゃべりをしたり、ボランティア活動に勤しんだりすればするほど、充実した幸せを味わえるというわけだ。ところがこの半世紀というもの、ソーシャルメディアを除いて、ほとんどの社会的要素は減少するばかりだ。50年前と比べて結婚する人は少なくなった。一人ひとりが参加するボランティアグループの数も減った。同僚や近所の人を家に招く機会さえ少なくなったのである。

友だちとの関係も大きく変わりつつある。１９８５年に行われた調査で「この半年間で、重要な問題を何人の友だちに相談しましたか？」という質問に対して、いちばん多かったのは「３人」という回答だった。59％の人が「３人かそれ以上」と答えた。ところが２００４

年に同じ調査を行ったところ、いちばん多かったのは「ゼロ」という回答だったのである。「3人かそれ以上」と答えた人は、59%から37%に減少した。1985年には「相談する相手がいない」と答えたのは全体の10%だったが、2004年には25%に跳ね上がった。私たちの4人にひとりが、人生を分かち合う相手が誰もいないのである。人生を豊かにしてくれる社会的つながりを、私たちは失いかけているのだ。

人間は社会や集団とつながるようにできている。つながりが断たれそうになると、人は社会的苦痛を覚える。私たちの自己感やアイデンティティも、自分が属する集団と分かち難く結びついている。ところが私たちは今、いろいろな社会的要素から切り離されつつあるのだ。何千年にもわたって小さな町や村で暮らし、顔見知りとコミュニティを築いてきた私たちの身に、20世紀は劇的な変化をもたらした。そして、人はかつてほど幸せではなくなったのだ。

ここでちょっと個人的な話をすれば、私はこの世でいちばん好きになった女性と結婚し、自分の家族はもちろん、妻の家族も愛している。だが人生の節目ごとに行った選択によって、友人から距離的にも心理的にも遠ざかり、愛する者と過ごす時間が奪われた時期もあった。さらには大学でも、世俗的な豊かさとは無縁の哲学を断念して、社会心理学を専攻し、いつしか物質的な〝アメリカンドリーム〟を追求する道を選んでしまった。どこかの時点で、収入と出世が幸せだという考えにすり替わってしまったのだろう。

アメリカ文化のなかで物質主義がはびこりはじめ、人びとが経済的な成功を求めるのに伴い、集団や社会とのつながりが希薄になっていった。限られた時間を仕事に費やせば、つながるための時間は削られる。当時はまだ、1965年、人生最大の目標に「経済的な成功」をあげた大学1年生は45％だった。「人の役に立つ」や「家庭を持つ」という回答のほうが多かったのである。ところが1989年に同じ調査を行ったところ、「経済的な成功」を人生最大の目標にあげた大学1年生は、45％から75％に上昇した。

これは、考えさせられる数字ではないか？　物質主義を人生の重要な価値観として受け入れるならば、私たちは幸せな人生からますます遠ざかってしまうからだ。

理想の生活は「大学寮」

人生の幸せを取り戻す最も手っ取り早い方法は、社会とのつながりを深めることだろう。だが物質主義に毒された私たちは、経済的成功を追い求めるがゆえに、人とつながる時間もエネルギーも失ってしまった。政府や企業も利益の追求に精一杯で、とても国民の社会生活の充実に寄与しているとは言い難い。2001年9月11日にアメリカを襲った同時多発テロの直後、ブッシュ大統領は国民にこう呼びかけた――「買い物に出かけましょう」。幸福感の点で言えば、ブッシュの言葉は、一種の〝ねずみ講〟のようなものだ。幸せになれると約束するが、決して幸せにはなれない。

1956年、アイゼンハワー大統領は全米州間国防高速道路法を策定し、現在の価値に換算して4000億ドルもの大金を投じて、4万マイルの州間高速道路を整備した。サブプライムローン問題に端を発した2008年の世界金融危機の後には、アメリカ政府は老朽化した道路網や橋、鉄道などのインフラ修復事業によって、雇用を生み出し、経済を活性化しようとした。

私は〝社会生活インフラ〟を立て直す新しい刺激策も必要だと言いたい。政府が社会プログラムに力を入れているのは確かだ。だがそれは、自力で生きていくのが難しい低所得者向けの社会保障制度であって、国民の社会生活を充実させるためのプログラムではない。人と人とのつながりを強化するプログラムに投資すれば、生産性が高まり、犯罪率の低下や医療費の抑制といったメリットも生まれる。しかしそのようなプログラムは、道路や鉄道のインフラ整備といった大義よりもわかりにくいために、ほとんど理解を得られない。それでは「大統領経済諮問委員会」に倣《なら》って、「大統領〝つながり〟諮問委員会」を立ち上げたらどうだろう？　あるいはビル・ゲイツはポリオ（小児麻痺）根絶のための支援を行っているが、彼のような世界の大富豪が少しでも〝社会的な幸せ〟のために投資したらどうだろうか？

大学寮には全国から新入生が集まる。彼らのほとんどは、同じ大学に友だちがひとりもいない状態で入寮する。つまり、つながりという点で言えばまったくのゼロである。ところが学生はすぐにでも親しい友だちを見つけ、時には生涯続く友情を育む。大学寮ほど優れたつながりを生み出す場所は、他にはなかなか思いつかない。

現在、アメリカ人の約3人にひとりがアパートで暮らしている。物理的な意味で言えば、ほとんどのアパートは大学寮とたいして変わらない。ところがつながりという意味で言えば、双方の生活はまったく別物である。大学寮は次の3つの点で、人と人とのつながりを生み出すからだ。第1に、寮には学生が気軽に集まって楽しめるスペースがある。だが、たいていのアパートには各フロアの住民どうしが親交を結べるようなスペースはない。それなりに大きなロビーやラウンジがあったとしても、気軽におしゃべりをしたり交流したりするための場所ではない。

そもそも大学寮とアパートでは、目的や動機が違う。大学寮は学生どうしの活発な交流を促すことが目的のひとつだが、アパートの開発業者が重視するのは利益と面積単価である。だが本来なら、アパートの場合にも住民どうしの活発な交流を促すべきではないか？ なんと言っても、アパート暮らしをしている人口がアメリカ中で1億人もいるのである。その事実を踏まえれば、つながりを取り戻すための解決策として、アパートの各フロアで戸数をひとつずつ減らして、その代わりに交流を促すオープンスペースをつくってはどうだろう？ そして政府は、そのようなアパートを開発する業者に対して税を優遇するといった、思い切った策を打ち出すのだ。

第2に、大学寮ではルームメイトを決めるために、各学生に趣味や好き嫌いなどを書いたプロフィールの提出を求める。アパートの場合でもこの方法を用いれば、趣味が同じか、ライフステージの近い（就学前の子どもを育てている世代や、定年を迎えたばかりの年齢層など）住民どうしを紹介し合う仕組みをつくれるだろう。

つながりを生み出す第3の方法として、大学寮ではアドバイザーと呼ばれる年上の学生がフロア全体を監督し、交流イベントを催している。新入生歓迎イベントに始まり、折あるごとに映画鑑賞会やゲーム大会を開いたりするのだ。学生はそのような機会を望んでいるが、どうすればうまく開催できるのか、わからない者も多い。そこでアドバイザーが登場するわけだ。この仕組みをアパートにも取り入れ、フロアごとに住民の交流を促すアドバイザー役を設けてはどうだろう？　大きなアパートでは各フロアの全賃料のなかから、毎月1000ドルずつを〝つながり基金〟として確保するのはそれほど難しくないはずだ。その基金を、イベントを催すための資金と、アドバイザーに支払う報酬に充てるのである。あるいは共同住宅に限らず、同じ通りの住民が週末の夜に道路を通行止めにして、気軽に集まれるイベントを催す方法もお勧めである。

〝社会的な間食〟とオンライン上のつながり

私たちの脳は社会とつながるようにできている。社会とつながればつながるほど、私たちは幸せを感じる。そうであれば仕事時間を減らして、もっと人とつながる時間を増やすべきだろう。ある調査によれば、人はお金について考えると仕事熱心になるが、時間について考えるように仕向けられると、仕事を減らして人とつながる機会を増やすという。

相手がそばにいない時でも、私たちはつながりの効果を生み出せる。ウェンディ・ガードナーとシンシア・ピケットは、〝社会的な間食〟の効果について研究している社会心理学者である。友だちや恋人と直接会えない時に、その人について考えたり書いたり、愛する者の写真を見たりする行為を、社会的な間食と呼ぶ。私たちが普段、次の食事までの〝つなぎ〟として間食をして空腹を紛らわせるように、社会的な間食をすれば、相手と直接会うまでの寂しさを紛らわせ、恋人に会った時と同じような喜びが味わえるのだ。

「自分には支えてくれる人がいる」とか、「誰かとつながっている」と思えれば、人生の困難に直面した時にもストレスやつらさが和らぐ。私と妻のナオミが女性の被験者に熱刺激を与える実験を行ったところ、恋人の手を握っていた被験者は、あまり痛さを感じなかった。それどころか、恋人の写真を見ていただけでも痛みが和らいだのだ。実際、手を握っていた時よりも恋人の写真を見ていた時のほうが、痛みが和らぐ効果が2倍も大きかったのである。

欧米では、おおぜいの人が余暇の半分以上をＴＶを見て過ごす。のんびりとくつろぎ、日々の雑事や心配ごとを忘れるためには、いい方法に違いない。だが最近では、孤独を紛らわせるか、つながりを求めるためにＴＶのスイッチを入れる機会が増えた。ＴＶは、社会的な欲求をある程度までは、少なくとも一時的には満たしてくれる。しかし、TVを見て過ごすと、人とつながるための交流機会や活動時間が失われてしまうのも事実である。

近年、TVの地位を脅かしているのがインターネットである。「つながりたい」という欲求を、私たちはオンライン上で満たしはじめたのだ。受動的なTVと違って、ネットは相手とつながる機会を積極的に、際限なく与えてくれる。ところが、インターネットについては次のような疑問がある。オンライン上でつながればつながるほど、私たちの幸福感は増すのだろうか？　オンライン上のつながりは、オフラインのつながりにどんな影響をもたらすのか？

1998年、社会心理学者のロバート・クラウトはこれらの疑問に答える衝撃的な論文を発表した。インターネットに時間を費やせば費やすほど、家族との会話が減り、社会的ネットワークが縮み、抑鬱《よくうつ》や孤独感が増すという内容だったのだ。ところがその数年後に発表されたデータは、一転してインターネットの使用が社会的なつながりや幸福感にポジティブな影響を与えるという証拠を示していた。なぜだろうか？　その理由はフェイスブックの登場と関係がある。

1990年代、オンライン上のつながりと言えば、短い文章をリアルタイムにやりとりするチャットルームが主流だった。共通の趣味や話題を持つ人が同じ〝部屋〟で、実際に会話するようにコミュニケーションを行った。だが、それが実世界のつながりに発展する機会はほとんどなかった。

そして、2004年にフェイスブックが誕生した。フェイスブックはすでに存在するコミュニティ、すなわち同じキャンパス内に住む大学生どうしの交流を促し、既存のつながりを補完するためにつくられた。ユーザーはみな、新しい人に出会うためよりも「オフラインの友だちともっと深くつながるために、ますますフェイスブックを使いたくなる」と言う。なぜならフェイスブックは〝実世界のつながりの延長として〟使われ、オフラインのネットワークを深め、幸福感を高めてくれるからだ。フェイスブックを使えば、遠く離れた相手とのつながりも維持できる。大学を卒業して何年が経っても、いまだに当時の友だちと連絡が取り合えるのも、フェイスブックのおかげなのだ。

このように私たちは、「つながりたい」という欲求や衝動を満たす、いろいろな方法をつくり出してきた。社会とつながり、その喜びを味わう方法をうまく活用すればするほど、私たちは幸せで健康的な人生を送れるのだ。

11

〝つながり脳〟を仕事に活かす

職場で重視される三大つながり要素は、「地位」「関係性」「公平性」だ

仕事は社会の経済成長の原動力であり、個人の大切な収入源でもある。たいていの人は仕事生活の大半を集団のなかで過ごす。ところが、私たちがたくさんの時間を過ごす企業や組織は、つながりの重要性をよく理解していない。家族のような温かみもなければ、積極的な交流機会のない職場も多い。だが〝つながり脳〟の効果を知った今、私たちは企業や組織にもつながりの要素をうまく持ち込むべきではないだろうか？　そうすれば従業員の可能性だけでなく、部下を束ねる上司の可能性も最大限に引き出せるからだ。

SCARF《スカーフ》の力

あなたが会社の経営者で、従業員が遅刻もせず会社も辞めず、彼らに一生懸命に働いてほ

しい時、最善策とされる解決方法がある――年俸を上げるのだ。もちろんお金を稼いだからと言って幸せになれるわけではないが、ほとんどの人はお金があれば幸せになれると思っている。能力や成果に応じて年俸を上げれば、それにつられて誰でも一生懸命に働き、生産性も上がるはずだ。ところが、成果主義はあまり生産性には結びついていないのが現実である。

そのような〝ずれ〟があるにもかかわらず、能力給制は生産性を上げるモデルとして広く浸透している。一方、リーダーシップの分野に脳神経科学の知識を持ち込んだコンサルタントのデイヴィッド・ロックが強く訴えるのが、職場でのつながりの重要性である。職場に社会的な要素を取り入れれば、もっと働きやすい仕事環境を実現でき、従業員の積極性と生産性を高められるというわけだ。

ロックが提唱するのは、次の5つの頭文字を取った「SCARF《スカーフ》モデル」である。Sは「Status（地位）」を、Cは「Certainty（確実性）」を、Aは「Autonomy（自律性）」、Rは「Relatedness（関係性）」、Fは「Fairness（公平性）」を表す。ロックはこれら5つの要素を、人間を動かすお金以外の原動力と定義した（4番目の「関係性」は本書で言う〝つながり〟と同じ意味である）。ロックが唱えた5つの要素のうち、「確実性」と「自律性」は〝つながり脳〟とあまり関係がないが、「地位」「つながり（関係性）」「公平性」の3つは、社会的苦痛や喜びと大いに関係がある。

「従業員の働く意欲を強く刺激したい時には、年俸の引き上げをちらつかせるよりも、地位やつながり、公平性に強く訴えたほうがいい」――そう聞いた時の、大企業を率いるCEOの顔に浮かぶのは軽蔑の表情だろうか、はたまた困惑の表情だろうか？

SCARFモデルのなかで〝つながり脳〟に関係のある、「地位」「つながり」「公平性」の3つの要素について、詳しく見ていこう。

1. 地位

「人が地位を求めるのは、それが金銭的報酬を約束するからだ」と、大企業のCEOは言うかもしれない。地位とはつまるところ、高い年俸を意味し、物質的な幸せという目的を叶える手段だと考えるからだ。だが、地位はそれ自体が目的でもあるのだ。地位があれば、周囲から高く評価される。重要な立場にあるがゆえに、他のメンバーとも深くつながれる。

経済学者のイアン・ラーキンは、あるソフトウェア販売会社の例をあげ、人が金銭的報酬を棄《す》ててまで地位を求め、同僚や顧客から高く評価されたがる傾向を明らかにした。その販売会社では、年間売り上げが上位10％の従業員に「プレジデント《社長》・クラブ」入りを認めている。クラブのメンバーに選ばれたからと言って、金銭的報酬があるわけではない。特典として、便箋《びんせん》などの事務用品や名刺にゴールドスターマークをつけてもらえ、島のリゾート施設で過ごす2泊3日の旅行（約2000ドル相当）に招待されるくらいのものだ。

暮れが近づくと、上位10％入りを目指す従業員は板挟みに悩まされる。年内に大きな契約をまとめれば、プレジデント・クラブ入りのチャンスを狙える。その一方で、高額の手数料を失う可能性もある。というのも、この会社では販売実績によって手数料の率を変え、たくさん売れば売っただけ、その四半期内で手数料の比率が上がる仕組みを採用しているからだ。四半期の最初は手数料率が2％だが、たくさん売った四半期には手数料率が最大24％にもなる。だから成績の振るわない時には、契約の取りまとめを来期にずらしたりうまく調整したりするほうが、次の四半期に受け取る手数料がぐんと跳ね上がる。実際、クラブ入りを望めない従業員はそうやって手数料を稼ぐ。だがクラブ入りが狙える従業員はジレンマに陥る。この四半期に契約を取りまとめるべきか、それとも次の四半期にずらして手数料を稼ぐべきか……。

結論を言えば、彼らの68％が年内に契約を取りまとめて、プレジデント・クラブ入りを確実にするという。それによって、次の四半期に入るはずの平均2万7000ドルもの手数料をふいにするのである（2泊3日の旅行よりもずっと高額だ！）。クラブ入りを果たす従業員は、給料と手数料を合わせて年間15万ドルほども稼ぐ。言い換えれば、彼らはその2割近い額を棒に振ってまでも、「クラブメンバーの地位を得たい」「仲間や顧客から辣腕《らつわん》セールスパーソンと認められたい」と望むのだ。クラブ入りしたからと言って、昇進できるわけでもない。それでも、彼らは「自分は正しい選択をした」と言う。なかにはこう答えた者もいる。

「私は2万ドルでゴールドスターマークを手に入れたんだよ。その甲斐《かい》はあったさ」。自分の不合理な選択を無理やり正当化しているのではないかと、勘ぐりたくなるような発言だが、地位が脳の報酬系を活性化させるという事実を知っていれば、彼の言葉にも納得がいくはずだ。

企業の経営陣には、このような奨励プログラムをお勧めしたい。「組織や仲間に認められたい」という気持ちは強いインセンティブとして働く。しかも、何度でも使える無限の資源だ。従業員の働きに報いる方法として、多額のボーナスを出す経営者が多い理由が私にはよくわからない。なぜなら、プレジデント・クラブ入りした従業員が失った平均2万7000ドルは煙と消えたわけではなく、企業の利益にそのまま組み込まれたからである。

2. つながり（関係性）

つながりは生産性に絶大な効果を発揮する。社内でなんらかのプロジェクトを進める時、最初から最後までひとりでやり遂げるのはまず無理だろう。報告書に専門的な分析が必要になり、誰かの協力を得てその内容を盛り込まない限り、仕事は完了しないとしよう。その時、あなたの力になってくれるのは誰だろう？　親しい仕事仲間か、それとも赤の他人か？あるいは、あなたがその分析の手伝いを頼まれた場合、自分の仕事を後回しにしてまで、誰のためになら力になりたいと思うだろうか？

私が自分の研究室に欲しいと思う人材は、頭が良くて熱意があるだけでなく、対人能力にも優れた大学院生である。チームに溶け込めない者は実際、余計な苦労も多い。高い知性を持つ大学院生は問題や課題も解決でき、何にでも熱心に取り組むのだが、隣の研究室にいる教授や研究員に質問したり、彼らと協力したりできないのだ。

経済学者は、組織の生産性を高める原動力となる人的資本について研究を重ねてきた。人的資本とは、従業員個人が持っている知性や体験、教育といった、生産に役立つ能力を指す。ところがこれまでの人的資本の研究には〝社会的資本〟、つまり個人の持つ、つながりや社会的ネットワークの要素が欠けていた。

生産性の向上には、人的資本にプラスして社会的資本が重要な役割を担っているのではないか？　そう考えた経済学者のアレント・グリーヴは、イタリアのコンサルタント会社3社を調査した。彼は3社の従業員の人的資本と社会的資本を測定し、そのデータと、各従業員が1年間に完了させたプロジェクト数（生産性）との関係を調べたのである。すると2社で、「社会的資本が生産性を向上させる」という結果が出た。残るもう1社では、従業員が持つ社会的資本の度合いによって人的資本の効果がさらに高まっていた。

私たちは、生産性とは頭のいい人間がひとり黙々と働くことだと考えがちだ。だが、そんな考えに捕らわれていると、集団のメンバーとのつながりが、個人の知性を最大限に引き出す効果を見落としてしまう。社会的つながりは本質的にインターネットの原型である。他者の知性の引き出しにアクセスできれば、自分の引き出しも充実するからだ。イノベーションに特化した小さな企業やスタートアップの場合には、とりわけつながりが欠かせない。

3．公平性

公平性は生産性に大きな影響を及ぼす。公平性を感じない職場では欠勤が増え、離職率も高まる。意思決定が公平だと思える職場では、生産率が20％も向上するという試算もある。それに比べて、奨励金などの金銭的インセンティブがこれほどまでに大きな効果を生む例を、私はいまだ目にした覚えがない。公平性がそれほど大きな動機になるとは信じられないかもしれないが、4章でも述べた通り、公平性はお金を受け取った時と同じように、脳の報酬系を活性化させるのだ。

「地位」「つながり」「公平性」――この3つは企業の収益を左右する。この3つの充実を図ることは、お金をかけずに職場の生産性を高める効果的な戦略である。自分が集団に受け入れられ、高く評価されていると感じる時、私たちはモチベーションを高く持つようにつくられているのだ。

社員を活性化させる支援プログラム

理想的な職場につけ加えたい、大切な社会的要素がもうひとつある。「他者の役に立つ機会」である。これは、企業のCEOにとって最も理解し難いインセンティブだろう。

心理学者のアダム・グラントは著書『GIVE&TAKE――「与える人」こそ成功する時代』で、同僚や仲間の力になり〝相手に惜しみなく与える人〟のほうが熱心に働くと述べている。彼が行った有名な実験を紹介しよう。

グラントは、大学のコールセンターで卒業生に電話をかけて奨学金の寄付を呼びかけるスタッフについて調べた。これは気の重い仕事である。電話で寄付を頼まれるのは、誰にとってもあまりいい気がしないからだ。なかには「4年分の授業料を支払ったのに、それでもまだ足りないって言うのかね?」などと辛辣《しんらつ》な言葉を返す人もいる。電話をかけた時には、できるだけ長く相手に話を聞いてもらい、奨学金を受け取る学生の恩恵を強く訴えなければならない。そこでグラントは、コールセンターで働くスタッフの頑張りによって過去に奨学金を受け取り、助けられたという元奨学生を連れてきて、5分間だけ彼らに会わせた。そして、最後にコールセンターの責任者がスタッフにこう声をかける。「電話をかけている時に、今の言葉を思い出すように。君たちの仕事で助かっている人がいるんだとね」。

その1ヵ月後に1週間にわたって調査したところ、スタッフが電話をかける時間が42%も長くなり、寄付額にいたっては71%も増加していたのである! 彼らが考え方を大きく変えたのは間違いない。しかも、その変化は1ヵ月後まで続いていたのだ。

その後、グラントは、元奨学生に直接会う方法を手紙を受け取る方法に変えて、再び実験を行った。第1のグループは「コールセンターで働く彼らのおかげで、自分がどれほど助けられたか」について書いた元奨学生の手紙を読む。第2のグループは「コールセンターで働いた経験が、どれほど〝自分の〟役に立ったか」について書いた元スタッフの手紙を読む。そして手紙を読む前と後で調査した結果、後者の手紙を読んだスタッフの仕事ぶりに変化はなかった。ところが、前者の手紙を読んだスタッフの間では、寄付の件数が53％、寄付額も43％増えていたのである。

アメリカではたくさんの企業が、いろいろなかたちの従業員支援プログラムを実施している。支援の内容は幅広く、子どもや高齢者の世話から、経済的に困窮している従業員に資金援助を行うプログラムまで多岐にわたる。サウスウエスト航空やドミノ・ピザは、経済的に困っている同僚を〝寄付〟によって助けるという支援制度を実施している。グラントは、ある大手小売企業の支援プログラムと、従業員の働きぶりとの関係について調べた。すると、支援プログラムに参加してお金を寄付するか、空いた時間に資金集めを手伝う従業員は、自分が会社の活動に積極的に関わり、重要な役割を果たしていると感じていたのである。

従業員が社内の支援プログラムに貢献する時、彼は会社と同僚の双方を助けている。仕事にもますます熱心に取り組むため、生産性も向上する。だが、それはなぜだろうか？　なぜ、社内の支援プログラムに貢献する従業員は生産性が高いのだろう？

その理由には次の3つが考えられる。第1に自己像の問題である。従業員支援プログラムに貢献する従業員は、自分を〝社内の善き市民《グッド・シチズン》〟と見なす傾向にある。彼らにとって、熱心に働くことはその自己像と一致する行為なのだろう。

第2の理由は、人の役に立つと気分がいいからだ。脳の報酬系が活性化し、いい気分を味わわせてくれる会社に対して、人はますますプラスの感情を持ちやすい。

そして第3の理由は、私たちが「人を助けたい」と思い、また誰かを助けようとしている人間を高く評価するからだ。思いやりのある行動によって、誰かの役に立とうとしている人を見るのが、私たちは好きだからである。従業員支援プログラムは、企業が従業員を大切にしている証拠でもある。そしてそのプログラムに貢献する従業員は、自分は人を大切にする会社に勤めているのだと誇りに思える。ある従業員は言った。「わたし、会社にすごく愛着を感じるんです……自分が勤めているのは、従業員を大切にし、仲間を支援している会社なんだって、とても誇りに思えるんです」。

自分が働いている会社や組織が、従業員や同僚や地域社会を大切にしていると思えれば、そこに愛着が生まれ、熱心に働いて、会社に貢献しようという気持ちにつながる。

成功するリーダーに最も必要なもの

「今よりもいい上司と昇給のどちらを望むか」という世論調査が行われた。すると回答者の65％が「もっといい上司」と答えた。生産性をぎりぎりまで上げるためには部下に嫌われても仕方がない、と考える上司も多いだろう。ところがこんな試算がある。ギャラップ社の調査によると、上司と部下との関係がうまくいかないと、生産性に換算して年間３６００億ドルもの損失をアメリカ経済に与えるというのだ。

毎年、数千人の心理学部の学生が博士号を取得する。だがそのうち、教授になって研究室を持てるのはごく一部である。ところが教授になるために必要な、高度な研究論文を発表するためのスキルと、上司として研究室を運営するために必要なスキルとは、ほとんど関係がない。

大学院生が大学の研究室に残るためには、運の他にも、ずば抜けた頭の良さや専門知識、並外れた勤勉さが求められる。もちろん知性、専門知識、集中力は教授であるための必須条件だが、私の時間の大半は研究室の部下を監督するという難しい仕事に費やされる。研究員どうしの人間関係や、彼らのモチベーションの問題も解決しなければならない。対人関係の複雑な力学を理解し、研究員の現在と将来のアイデンティティを考えて、彼らがこの研究室で学ぶ意味を正しく読み取る必要がある。私が研究を完了できるかどうかは、彼らが仕事を完了できるかどうかにかかっている。彼らが仕事を完了できるかどうかは、彼らの求めるところや動機を私が正しく理解し、理想的な仕事環境をつくり出せるかどうかにかかっている。ところが管理職の椅子が空いた時、新しくその地位に昇進するのは、知的か専門技術に優れているか、あるいは最も生産性の高い人間であって、必ずしも社会的スキルに優れた人間ではないのだ。

それでは、リーダーとして成功するためには、本当に社会的スキルが必要なのだろうか？もしそうであるならば、なぜ対人能力に優れた人間をリーダーに選ばないのか？

最初の問いの答えは簡単である。リーダーの社会的スキルは、チームの生産性を大きく左右する。リーダーシップの専門家であるジョン・ゼンガーは数千人の従業員に、上司のリーダーシップについて評価してもらった。そしてその評価に応じて、上司を「素晴らしい（上位20％）」「良い（中間の60％）」「悪い（下位20％）」の3つに分類した。すると「素晴らしい」上司の場合、「収益性」「部下の満足度」「部下の離職率の低さ」「顧客満足度」の項目で予想通り高い評価が出た。

ゼンガーは次に、優れたリーダーの能力を5つにまとめた。「個人的な能力（知性、問題解決力、専門知識、訓練能力）」「最後までやり抜く能力（プロジェクトを前に進める強い意志と完了させる力）」「人格（高潔さ、信頼性）」「組織を変化させる力」「対人能力」の5つである。そして、どの要素をふたつ組み合わせた時に、リーダーシップが向上するかについて分析した結果、「対人能力」と他の要素とを組み合わせた時に、上司の能力が最大限に発揮されるとわかった。たとえば「最後までやり抜く能力」で高く評価されても、上位20％の「素晴らしい」上司にランクされる可能性は14％しかないが、同時に「対人能力」を高く評価された上司が、「素晴らしい」上司入りする確率は72％にまで跳ね上がったのだ。

社会的スキルが他の能力の価値を高める理由は、リーダーが社会的にも感情的にも、部下にうまく対応できるからである。部下が仕事で失敗した時にも、彼らを励ますような言い方で注意するのか、それとも部下が拒絶されたと感じるような言い方で注意するのかは紙一重である。自分が拒絶されたと感じた部下は、上司の意見を受け入れる気も失せ、働く意欲まで失ってしまうかもしれない。

「個人的な能力」以上に、上司の「対人能力」が重要な場合も多い。3人のチームで複雑な課題に取り組んでもらい、各被験者が自分以外のメンバーを、リーダーとして優秀かどうかについて評価する実験を行った。するとリーダーの重要な要素として、「知性」と「社会的スキル」のふたつが浮かび上がったが、「社会的スキルが重要だ」という回答が、「知性が重要だ」という回答を2倍も上回ったのである。

そうであれば、管理職を雇用したり重役に昇進させたりする時の基準に、社会的スキルを加えるべきではないだろうか？　ところが、これまで社会的スキルは、大半の企業で見過ごされてきた。「フォーチュン500」に名を連ねる一流企業も例外ではない。SCARFモデルを提唱するロックは述べている。「いつも決まって耳にするのは、専門知識に優れた人間ほど社会的スキルに欠けるという指摘ですね。だから、彼らが管理職かリーダーになると問題が生じやすいのです」。

数千人を対象に行われた最近の調査では、上司や同僚から「目標をやり遂げる能力」で高く評価された従業員は50%以上にのぼったが、「対人能力」と合わせて高く評価された者はたったの1%にも満たなかったという。このふたつは優れたリーダーの必須条件である。ところが企業は、両方を併せ持つ人間をリーダーに抜擢《ばってき》しようとせず、リーダーたる人材を訓練によって育てようともしない。

非社会的人間が優遇されてしまう理由

それでは第2の問いである、「なぜ対人能力に優れた人間をリーダーに選ばないのか?」について考えてみよう。

対人能力に優れた人材をリーダーに選ばない理由のひとつは、私たちが描くリーダー像と、優れたリーダー像との間に〝ずれ〟があるからだ。理想のリーダー像を訊かれて思い浮かぶのは、「知的」「支配的」「力強い」といった言葉であって、「対人能力」という言葉ではない。こうしたイメージが、リーダーを選ぶ際に影響を与えているのは間違いない。

また分析能力と対人能力の両方を兼ね備えた人材を探し出すのが難しい理由は、このふたつの能力の根本的な関係によるところも大きい。知性(分析能力)や共感(対人能力)とリーダーシップとの関係を探った調査によれば、知性と共感とが逆の相関関係にあったという。

2章で私は、社会的思考と非社会的思考とでは脳の別の領域が活性化すると述べた。相手の心の状態を読み取る時に活性化するのは、デフォルト・ネットワーク、すなわちメンタライジング系だ（図2、27ページ）。一方、非社会的な事柄について一般的な知性を働かせる時には、一般的認知ネットワークが活性化する（図3、35ページ）。このふたつのネットワークはシーソーのように作用し、一方が活性化すると、もう一方はオフになる。

このようなシーソー関係のせいで、社会的思考と非社会的思考とを同時に働かせるのは難しいのだろう。たいていの場合、思考プロセスは対立するのではなく、お互いに補完し合って働く。視覚と聴覚の例で説明すればわかりやすいだろう。相手の唇の動きを見ていたほうが、相手の言葉も聴き取りやすい。社会的思考と非社会的思考の場合にも、お互いが補完し合って働くことが実験ではわかっているが、現実の世界ではシーソー状態で働く場合のほうが多い。

リーダーシップの場合に、社会的思考と非社会的思考とが補完的に働かない理由については、次のようなふたつの考え方がある。第1に、「非社会的思考を支えるネットワークが活性化する傾向が強く、その偶然の副作用として、社会的思考のネットワークがあまり活性化しない人間がいる」という考え方である。それは遺伝のせいかもしれないし、長年、社会的思考よりも抽象的思考を重視してきたせいかもしれない。

第2の理由として、リーダーという仕事を彼らが非社会的な側面で捉えるからである。たとえば、あるプロジェクトのメンバーが「仕事が捗《はかど》らない」と訴えたとする。その時には、メンバーどうしで人間関係のトラブルを抱えている場合が多い。ところが職場の対人関係に目配りの利かないリーダーは、そのような力学を理解せず、「彼女は仕事をやり遂げる能力が足りないのだ」と判断してしまう。これでは問題は解決しない。

社会的思考と非社会的思考による脳のシーソー状態については、耳寄りな話とあまり耳寄りではない話がある。まず耳寄りな話として、第2の理由のように、仕事を非社会的な枠で捉えてきた人が、社会的な枠で捉えられるようになると、もっとバランスの取れたリーダーになれる。優れたリーダーとは、ふたつの思考の間を行ったり来たりできる人間だからだ。一方、あまり耳寄りではない話として、第1の理由のように、非社会的なネットワークが活性化しやすい生物学的な傾向を持ったリーダーの場合、仕事を社会的な枠で捉え直すだけでは大きな効果は望めない。長年、職場の社会的側面を見なかった者が、対人関係を理解できるようになるためには、かなりの努力が必要だからだ。大人になってから第2言語を習い覚えるようなものである。もちろん無理ではないが、相当の覚悟と訓練が必要になる。

チームのメンバーの社会的な動機を理解して、それにうまく対処できるのが理想的な上司の姿である。社会的スキルに優れた上司は、自分と部下との、チームのメンバーどうしの、そしてチームと外部とのつながりを育てる。普段からコミュニケーションを密にしておけば、いちいちメンバーの心の状態を探るために余計な時間やエネルギーを費やさずに済み、対人関係のトラブルも未然に防げる。メンバーの一人ひとりがチームに対する帰属意識を持てば、そこに調和が生まれる。チームのために、自分がどう貢献できるかを意識するようになる。私たちは社会的な動物だ。メンバー全員に帰属意識を持たせ、愛着をつくり出す——それこそが優れたリーダーの姿である。

12 〝つながり脳〟を教育に活かす

メンタライジング系を活かした授業や脳エクササイズを実施してみよう

アメリカ政府は毎年、幼稚園から高校卒業までの公的教育制度に８０００億ドル以上もの予算を割いている。ところがアメリカの児童や生徒の学力は、数学や科学、読解力の分野で、他の先進国に大きく遅れを取っているのが現状だ。34ヵ国のなかでアメリカの生徒は数学で25位、科学で17位、読解力では14位である。つまり、膨大な額の投資に見合うだけの成果を上げてはいないのだ。

その原因は12～14歳の中学教育にある、というのが私の持論である。学力の低下はすでに4年生～中学2年生で始まり、このまま放置すれば、アメリカの将来にとって取り返しのつかない事態を招くのではないかと危惧《きぐ》される。最大の問題は、どうやって彼らの興味を掻《か》き立て、ワクワクしながら学べるようにするかだろう。

2002年にブッシュ政権で、教育格差の解消と学力の底上げを目的に「落ちこぼれ防止法」が成立した。これによって児童や生徒は毎年、学力テストを義務づけられ、各学校も厳しい評価にさらされるようになった。ところがこの法律に対しては批判的な意見も多い。特定のテストで良い点数を取ったからと言って、本当の学力がつくわけでもなければ、国際的な順位が上がるわけでもない。中学生の学力を本当に向上させるためには、彼らの〝つながり脳〟の特徴を活かしたアプローチが必要だと、私は思うのだ。

本章では、これまで述べてきた「つながる」「心を読む」「調和する」という3つの脳力の知識を元に、中学教育を改善する方法について考えていこう。思春期の子どもの脳が持つ特徴を理解し、その特徴を充分に活かしたカリキュラムや授業内容をはじめ、中学生の学習意欲を刺激して、彼ら自身がもっと楽しみながら学べる秘訣や提案についても紹介していくつもりだ。

「属したい」という欲求

まずは、私の中学時代の話から始めよう。私は引っ越しに伴い、いわゆる新顔として中学に入学した。運良く授業の始まる初日に、同じスポーツのファンで、趣味がビデオゲームという頭のいい友だちができた。実際、頭が良すぎて、翌週の実力テストで彼が悪い点数を取ったことが、私には信じられなかったくらいだ。彼に理由を訊ねたところ、「頭の良さがバレるといじめられるから、わざと悪い点数を取ったんだよ」という答えが返ってきた。頭が良くて、真面目に勉強することは〝カッコ悪い〟のかと知って、私は世界がひっくり返るほどの衝撃を受けた。試験でいい点数を取るよりも、クラスメイトに嫌われないという選択肢のほうが、彼にとってはよほど重要だったのだ。

おおぜいの子どもが中学時代に成績が落ち、勉強に対する興味を失う。その原因はたくさん考えられるだろう。だが見落とされがちな原因のひとつは、この年頃の子どもにとって「属したい」という欲求が充分に満たされていないという事実である。「帰属」は人間の最も基本的な社会的動機のひとつだ。中学校に上がる頃に思春期が始まり、彼らは不確かで不安定な社会環境のなかに放り出される。学校の授業も、児童一人ひとりをよく知る担任がクラス全体を受け持つ方法から、科目ごとに違う教師が授業を担当するスタイルへと変わる。

それでは、中学生は自分がどこにも「属していない」と、本当に感じているのだろうか？心理学者のヤーナ・ユヴォネンが、十数ヵ国にわたる3万2000人以上の中学生を対象に行った調査によれば、アメリカの生徒は学校とも教師ともクラスメイトともつながりを感じていなかったという。

限られた教育予算を、この年頃の子どもがつながりを感じるために費やすかどうかは、学校教育の目的をどう捉え、社会的なつながりがその目的の達成にどう貢献すると考えるかによる。彼らがつながりを実感できるように時間と予算を費やせば、たしかに楽しい中学生活を送れるだろう。だが、学校教育の目的は生徒の幸せにあるのではない。その後の人生のために知識を蓄え、自分で学ぶ能力を養うことが学校教育の目的なのだ。そうであるならば、生徒に帰属意識を持たせ、その意識を明らかな結果に、つまり学力の向上につなげればいいのではないか?

いじめの弊害

いじめを受けている時に誰も助けてくれないことほど、思春期の子どもにとってつらい体験はない。見て見ぬふりは暗黙の承認であり、おおぜいの仲間から拒絶された証拠に思えるからだ。いじめられると自尊心が傷つき、抑鬱《よくうつ》や不安症を引き起こす。成績が落ち、不登校や引きこもりの原因になる。

思春期の子どもの4割に、いじめられた経験があるという。また、いじめの横行している学校では、代数や幾何学、地球科学、生物学や世界史のテストの成績が悪かった。だがなぜ、教室の外で起きるいじめが、教室のなかの成績に影響するのだろうか?

それは、社会的苦痛と身体的苦痛で同じネットワークが活性化するからだ。慢性的なからだの痛みを感じると、ワーキングメモリ(5章を参照)が低下する。痛みの目的は、その痛みに注目して、痛みの原因を取り除く行動を私たちに促すことにある。だから痛みを感じると、人はその痛みのことで頭がいっぱいになり、他のことに——授業に——集中できなくなってしまうのだ。

心理学者のロイ・バウマイスターは、「社会的苦痛を感じると知的能力が低下する」という仮説を検証するために、社会的に拒絶されたと感じるグループと、そうは思わないグループとを実験でつくり出した。その後、被験者にＩＱテストか大学院進学適性試験（ＧＲＥ）タイプのテストを受けてもらう。

結果は明らかだった。社会的苦痛を感じたグループでは、テストの成績がひどく悪かったのである。ＩＱテストの場合、全体の平均正解率が82％だったのに比べて、拒絶を感じたグループでは69％だった。さらに劇的な差が出たのは、大学院進学適性試験である。拒絶を感じなかったグループの正解率が68％だったのに対して、拒絶を感じたグループではなんと39％だったのだ。これはかなり衝撃的な数字ではないだろうか。しかもバウマイスターが被験者に拒絶感を与えた方法とは、彼らにたったひと言、「将来、あなたは他の人よりも孤独になりそうだ」と告げただけなのである！

そうであれば、本当のいじめを受けた人はどうだろう？　いじめられたうえに、周囲の誰も助けてくれなかったら？　それが、その後の人生にどれほど破壊的な影響を与えるものかを、どうか想像してほしいのだ。

ワーキングメモリを向上させる秘訣

それではその反対に、人はつながりを感じると成績が上がるのだろうか？　ところが、「帰属意識を高めると学力も向上する」という仮説を証明するのは難しい。

最も説得力のある結果が得られたのは、心理学者のグレッグ・ウォルトンとジェフ・コーエンが行った実験だろう。彼らは、大学生活で孤独を感じていた大学1年生に帰属意識を持たせた。すると、つながりを感じた被験者は、その後の3年間を通じて高い成績評価平均値（GPA）を収めたのである。

もっと具体的に説明しよう。この実験では、イェール大学の学生のうち、学生全体の6％を占めるアフリカ系アメリカ人と、58％を占めるヨーロッパ系アメリカ人を対象とした。そしてその2種類の被験者をさらにふたつのグループに分け、第1のグループは、「大学にうまく溶け込めるか不安だったが、あまり心配する必要はなかった」と書いた上級生の手紙を読む。第2のグループは「大学生活を送るうちに、自分の政治観が徐々に洗練されていった」と書いた上級生の手紙を読む。そしてその後、被験者は自分が読んだ手紙と同じテーマについて、自分自身の考えをビデオに向かって披露する。

ウォルトンたちは、その後の3年間にわたって4つの被験者グループの成績評価平均値を追跡した。するとアフリカ系アメリカ人の場合、「うまく溶け込めた」という最初の手紙を読んだ被験者は、ほぼ全学期で成績評価平均値が上がり続け、3年後には0・4も向上したのである。一方、同じ手紙を読んだヨーロッパ系アメリカ人の場合には、そのような効果は見られなかった。彼らはすでに高い帰属意識を持っていたからだろう。

だが、一時的に帰属意識を高める実験にたった1時間参加しただけで、3年後にも良い効果が表れていたとは、にわかには信じ難い結果に思える。しかも、3年前に自分がなんらかの実験に参加した事実は覚えていても、それがどんな実験だったかを覚えていた被験者は誰ひとりとしていなかったのである。この実験の優れた効果の原因が人種そのものにあるのではなく、帰属意識にあるのだとしたら、つながりを実感できない中学生が帰属意識を持てれば、彼らも素晴らしい能力を発揮できるのではないだろうか？

社会的報酬は脳の報酬系を活性化させ、私たちを幸せな気分にしてくれる。社会心理学者のアリス・アイセンは実験を通して、ポジティブな感情が思考力と意思決定力を高める現象を何度も目にしてきた。プラスの感情を味わうと、人はいろいろな考えの類似点や相違点を素早く見つけられ、ワーキングメモリの働きも向上する。

それではなぜ、思いがけないプレゼントを受け取ったり、誰かに好意を持たれているとわかったりして幸せな気分を味わうと、思考力にも良い影響を及ぼすのだろうか？　神経科学者のグレッグ・アシュビーは、ポジティブな感情も思考力もドーパミンと関係があるからだと説明する。いい気分を味わえ、やりがいを感じる行動を取ると、脳幹の腹側被蓋野《ふくそくひがいや》からドーパミンが放出されて腹側線条体《せんじょうたい》へと投射される。この時、ドーパミンの影響を受けるのは腹側線条体だけではない。ドーパミン受容体が多く存在する外側前頭前皮質《がいそくぜんとうぜんひしつ》もその影響を受ける。前頭前皮質のドーパミン濃度が高まると、ワーキングメモリの働きが向上するのだ。

つまり、「社会的報酬を感じている時に放出されるドーパミンの量が、授業中に前頭前皮質のコントロール力を高めて、成績を向上させる」というのが、アシュビーの考えである。

紀元前3000年頃、エジプトのある子どもが粘土板にこう書きつけた。「師が私を打ったから、私の頭に知識が入った」。時代は変わっても、知識を詰め込む方法はほとんど変わらないという証拠だろうか。教師は数学や歴史や科学の知識をなんとか生徒の頭に叩き込もうとするが、思春期の子どもは数式や年号や法則よりも、もっとずっと重要な問題――すなわち仲間や周囲の世界のことで頭がいっぱいなのだ。

だから勉強に身が入らなくても、彼らの責任ではない。私たちの脳は周囲の世界に注意を向けるようにできているのだ。周囲の世界を読み解くために働くメンタライジング系は、とりわけ思春期に活性化し、この年頃の子どもに強い影響を及ぼす。

彼らの脳がつながりや交流に焦点を合わせる一方、学校の授業が焦点を合わせるのは勉強である。一般的なアメリカ人が高校卒業までに受ける授業は、約2万時間にも及ぶ。ところがある調査によれば、授業で習った内容の半分近くは3ヵ月後には忘れられてしまうという。数年後には、覚えている内容は半分にも満たない。これではとても効率的な教育とは言えないだろう。私は何も、教師に問題があると言いたいのではない。彼らは難しい環境でよく奮闘している。だが教育という現場で教師が闘うためには、その闘いにふさわしい装備や手段を整える必要があるのだ。

〝素晴らしい資源〟の活用を

教師が教育という闘いに勝てないのは、思春期を過ごす生徒の頭のなかが、周囲の世界のことでいっぱいだからだ。もちろん、彼らはそんなふうには思っていない。しかも、自分にとってさほど大切とも思えない数式や年号や法則を次々に覚えさせられるのは、彼ら自身の選択でもない。この年頃の子どもは貪欲に学びたがっている。ただしその内容が退屈な数式ではなく、周囲の世界についてなのだ――自分を取り巻く社会がどう機能し、そのなかでどうしたら自分がうまく居場所を保てるのか？　彼らの脳はつながりたいという強い動機を感じている。この時、大いに活躍するのがメンタライジング系である。進化的に見れば、思春期の子どもが周囲の世界に強い関心を抱くのは、単なる気晴らしではない。彼らにとっては、それこそが最大の関心事なのである。

それでは、その強い欲求に学校はどう応えるべきなのか。一般的な学校の見解はこうだ。「教室に入る前に〝つながり脳〟のスイッチを切ってください。学校は勉強をする場所ですから！」。だが、それでは腹を空かした者に、食欲のスイッチを切れと言っているようなものだ。そして、思春期の子どもの社会的欲求をうまく満たしてやらなければ、それこそ勉強に身が入らなくなってしまう。

となると、どんな解決策が考えられるだろうか？　〝つながり脳〟を敵視せずに、学習プロセスの一部として取り入れればいいのだ。授業中に役立つ脳の領域は、ワーキングメモリや論理的思考と関係がある外側前頭前領域や頭頂領域（図12、115ページ）、あるいは新しい記憶を蓄える海馬《かいば》や内側《ないそく》側頭葉である。すでに述べたように、これらの〝学習系〟とメンタライジング系とはシーソー状態で働く。ところが、メンタライジング系は記憶系としても働くため、一般的な記憶系以上に強力な効果を発揮する可能性があるのだ。

１９８０年代、社会心理学者のデイヴィッド・ハミルトンは、ごく一般的な行為について書いた文章（「新聞を読んでいます」など）を被験者に読んでもらった。そして最初のグループには、「後で記憶テストを受けてもらうから、文章の内容を覚えるように」と伝える。次のグループには、〝そのように行動する人物の全体的な印象をイメージして〟もらうが、文章の内容は〝覚えなくて良い〟と伝え、記憶テストの話はせず、「あなたが思い描いたイメージを元に、後で質問に答えてもらう」とだけ告げる。つまり、彼らは後で「その人物は映画鑑賞とハイキングのどちらを選ぶでしょうか？」といった質問をされるのだと思うが、実際にはどちらのグループにも記憶テストを受けてもらう。すると、情報を記憶しようとした前者のグループよりも、情報を〝社会的に処理〟した後者のグループのほうが記憶テストの成績が良かったのである。

このように情報を〝社会的なデータに変換《ソーシャル・エンコーディング》〟した場合に、記憶力が高まる。その理由はこれまで、一般的な学習系をうまく活用しているからだと考えられてきた。ところが、社会神経科学者のジェイソン・ミッチェルがｆＭＲＩを使って実験した結果、この時に活性化していた領域は一般的な学習系ではなく、メンタライジング系のＣＥＯとでも呼ぶべき背内側《はいないそく》前頭前皮質だったのである。

つまり、メンタライジング系は極めて強力な記憶系としても機能するのだ。場合によっては、必死に情報を覚えようとする従来の記憶系よりも、抜群の効果を発揮する可能性がある。この〝素晴らしい資源〟を、私たちはまだうまく活用していない。一般的な記憶系が活性化する時、メンタライジング系はオフになる。両者はシーソーの両端のように働くからだ。学校の授業で何かを覚える時、私たちはメンタライジング系のスイッチを切ってしまう。授業中に、周囲の世界について考えたりすれば罰が待っているからである。

それでは、教室のなかで〝つながり脳〟をうまく活かす方法について、主な科目ごとに紹介しよう。

授業例①：歴史と国語《イングリッシュ》

私は歴史の授業が大嫌いだった。「誰が権力を握り、誰と誰がいつ戦争をして、どの国が勝ち、国境線がどう変わったか」……。アメリカ史も世界史も退屈きわまりなかった。授業で教わる内容は、メンタライジング系が活性化するような社会的背景やドラマ性に欠ける。歴史上のできごとも、それが実際に起きている時には、心理的なドラマや社会的な物語に満ちている。ところが歴史の教科書に掲載されたとたん、本来のドラマ性は剝《は》ぎ取られ、無味乾燥な項目の羅列に変わる。それでは、やる気も面白みも失せてしまう。

歴史家が客観的事実を重視し、心理的なドラマや推測を排除したがる理由もわからないわけではない。だが教育の行く末を案ずる者としては、生徒に歴史の面白さをわかってもらいたいのだ。歴史上のできごとは常に、スケールの大きなメロドラマとして展開する。だからこそ、現在進行形のできごとはおおぜいの興味を掻き立て、メンタライジング系の働きを強く刺激する。私たちは、目の前で起きている事件やニュースの裏側に潜む「なぜ」を理解したい。そしてニュース番組は、その心理ドラマを私たちの前で解き明かしてくれる。だったら、歴史の授業も本来そうあるべきではないか？

「何を」「どのように」について教えるだけではなく、歴史の授業ではこの年頃の子どもが興味を持つ「なぜ」の部分にも光を当てるべきだと思うのだ。歴史上の人物の考えや気持ち、動機といった社会的物語の観点から歴史上のできごとに光を当てれば、メンタライジング系の記憶回路が活性化して、客観的な事実も記憶に残るはずだ。甘いキャンディの中に薬を仕込んで、飲み下しやすくするようなものである。

社会的な思考は国語《イングリッシュ》のクラスでも役に立つ。現在、国語の授業が膨大な時間を割いているのは、作文のルールである。語の綴り方《スペリング》に始まり文法、構文、主題文、あるいはエッセイの書き方までを身につけ、その厳格なルールに則《のっと》って文章を書くように教えられる。だが実のところ、この退屈で厳格なルールの裏に隠されているのは次のような重要な考えだ。つまり、「優れた文章とは、あなたの頭のなかにある考えを他者の頭に届けるものである。その文章を読んだ相手は、あなたを理解し、その考えに納得し、情報を受け取り、あなたの言葉に心を動かされる」。あなたの作文を読んだ相手が、あなたの言葉や文章をどう受け取るのかを考えながら作文する——これはまさしく、他者の心の状態を読み取るメンタライジングの基本ではないか？

〝つながり脳〟の知識を元に、私が国語の授業よりもむしろ提案したいのは「コミュニケーション・クラス」である。このクラスでは、他者とうまくコミュニケーションを取るための、いろいろな方法を集中的に学ぶ。読む人の心を理解し、相手が自分の文章をどのように解釈し、またどう誤解するのかについて理解すれば、優れた作文を書く際の基本原則もうまく身につくはずである。

歴史の授業では、歴史上の人物が「なぜ、そのように行動したのか」に焦点を合わせ、国語の授業では「なぜ、その場合に」厳格なルールが相手の理解を助けるのかに焦点を合わせる。そうすれば授業の質も高まるだろう。私たちは、そして思春期の子どもたちは、「なぜ」の物語を求めているのだ。

授業例②：数学と科学

子どもの学力低下に警鐘を鳴らす時、政治家や官僚の頭にあるのは歴史や国語ではない。STEM、すなわち「Science（科学）」「Technology（科学技術）」「Engineering（工学）」「Math（数学）」といった、発見や発明、新技術を通して生活の質を向上させる分野の科目である。こうしたいわゆる理系の科目でも、私たちの持つ社会的な動機をうまく活用すれば、授業内容をもっと吸収しやすくなるはずだ。

情報を社会的なデータに変換すると記憶力が高まるというソーシャル・エンコーディングは、数学と科学のクラスでも応用が可能である。この時の秘訣として、生徒は「教わる側」と「教える側」の両方を体験するのだ。

1980年、心理学者のジョン・バーは〝教えるために覚える〟効果を測定した。テストのために情報を覚えるグループと、誰かに教えるために情報を覚えるグループに分けて、記憶力の違いを比較したのだ。すると、誰かに教えるために覚えた（そして、その後にテストがあるとは知らされていなかった）被験者のほうが、記憶テストの成績が良かったのである。この実験は次のふたつの事実を意味する。第1に、人に教えるために覚えたグループに、実際に誰かを教える機会はなかった。だが、教えるという動機が記憶力を高めるという事実に間違いはない。第2に、被験者が覚えた内容は、対人関係やつながりにまつわる社会的な内容ではなかった。つまり、数学や科学といった非社会的な内容の場合にも、教えるために覚える方法に効果がある可能性が高い。

それでは、誰かに教えるために覚える場合にも、メンタライジング系が用いられて記憶力が高まるのだろうか？　私の研究室が行った実験によれば、「社会的な動機だけでもメンタライジング系が活性化する」という、かなり確かな証拠がある。

誰かに教えるために情報を覚えるという社会的な動機によってメンタライジング系が活性化して、記憶力や学習力が高まるのなら、生徒どうしで教え合えば、数学や科学のクラスでもその効果をうまく引き出せるだろう。授業中に生徒どうしが口を利くのを禁じるのではなく、その利益を最大限に活かすかたちで彼らのやりとりを促すのだ。

いろいろな実験によれば、生徒どうしで教え合う時、実際に利益が大きいのは教わる側よりも教える側だという。そうであれば、すべての生徒が教える側と教わる側の両方の立場を経験すれば、最大の効果を生むはずである。成績の振るわない生徒をいつも教わる側に置くのではなく、彼らを教える側に置く方法を見つければいいのだ。

数学を例に具体的に説明しよう。たとえば、40分間ずっと教師の話を聞く授業スタイルをやめて、中学2年生は小学6年生に分数を20分間教え、残りの20分を高校1年生から代数方程式について教わる。もちろん教師は、生徒が小学6年生に分数をきちんと教えられるように指導しなければならない。だが6年生に教え、高校1年生に教わると思えば、中学2年生は社会的な動機を持って数学を学べるだろう。

中学2年生には、教師がひとりで話し続ける数学の授業は退屈かもしれない。だが後輩に教える20分間は、生徒にとって意外と楽しめる体験ではないだろうか？　責任感を持って自主的に行動することは、思春期の子どもには非常に良い経験になる。中学2年生は2歳年下の後輩から憧れの目で見られ、一方の小学6年生にとっては〝大人っぽい〟先輩に近づけるチャンスだ。もちろん、ちゃんと教えられるのかといった失敗を恐れる気持ちもあるだろう。だが、後輩の前で恥を掻きたくないという動機は強く働く。

生徒どうしで教え合う時に考えられる欠点は、同じ内容を教え、教わる可能性である。つまり、一度目は中学2年生に教わった小学6年生が、その2年後に、今度は新しい小学6年生に同じ内容を教えるといった具合だ。そうなると、学校で学ぶ内容が少なくなってしまうかもしれない。だが先にも述べたように、ただでさえ卒業後に覚えている内容は半分以下なのだから、覚える内容が多少減っても、よりたくさん記憶したほうがいいようにも思える。

学校で〝つながり脳〟を教えよう

中学時代に教わる授業内容の大半をわずか数年で忘れてしまうなら、もっと時間を有効に使って、将来の役に立つ内容を学んではどうだろう？　授業の一部を使って、脳が生物学的に学びたがっている内容を教えるのだ。社会的スキルは分析能力に負けないくらい、実社会で役に立つ。同僚や上司、部下とうまく協力し合って働く能力は、どんな職場でも欠かせないからだ。

ピアノを習う時やサッカーが上達したい時には、教室に通ったりコーチに就いたりして悪いところを指摘してもらうだろう。ところが社会について学ぶ時には、失敗や欠点を指摘してくれる人はいない。そのため、内集団びいき（4章）や偽の合意効果（9章）、あるいは希望的観測や自信過剰といった誤りを犯しやすい。誰も指摘してくれる人がいなければ、どうやってその誤りを正せるだろう？　だが「なぜ自分が失敗したのか」「どうすれば自分の失敗に気づくか」を教えてもらえば、少なくとも失敗の回数は減らせるはずだ。また誰かが社会的な誤りを犯した時にも、「悪意のせいだ」とか「意図的だ」などと悪く取らずに済む。朝、目が覚めて、「今日は思いっきり嫌な人間になってやる！」と決意する人はいないのだ。人は誰でも社会的な誤りを犯す。誤りについて学べば学ぶほど、自分の誤りに気づき、誤解も防げる。

社会的苦痛や社会的動機について、思春期の子どもに教えるべき内容は多い。たとえば相手の感情を傷つける行為は、私たちが思う以上に相手のからだを傷つける行為に近い。人は利己的な動機だけでなく、利他的な動機も持つ動物であり、後者をあえて隠す必要はない。「集団や社会とつながりたい」という欲求は弱さの表れではない。「周囲の人間を理解したい」という欲求は脳の基本ソフトとして組み込まれ、進化の過程で有利に働いてきたなど……。

発達段階にある〝つながり脳〟は、社会について正しい情報を学ぶ必要がある。ところが思春期の子どもが〝つながり脳〟について学ぶのは、同級生やTVのシチュエーション・コメディからの情報なのだ。社会心理学や社会神経科学、社会学は、私たちを取り巻く社会の仕組みについて重要な情報を教えてくれる。それらの情報をきちんと彼らに伝えれば、もっと社会的スキルに優れた大人を世に送り出せるのである。

脳エクササイズ・クラス

成人後、人間の脳はほとんど成長せず、神経細胞の数も幼児の頃に決まってしまうと、長い間考えられてきた。脳をコンピュータに喩えるならば、ハードドライブの中身は変えられる（新しい情報は学べる）が、働く仕組み（思考や学習を支えるプロセス）は変えられないというわけである。おそらくそのような考え方のせいか、これまでの教育は脳の訓練よりも新しい情報の獲得を重視してきた。

時代は変わり、以前、考えられていたよりも神経細胞が柔軟であるという事実が明らかになってきた。神経科学者のリズ・グールドは、成人後も神経細胞が新しく生まれ、訓練がそのプロセスを促すという事実を発見した。数ヵ月間でもジャグリングを習った経験のある人は、運動知覚に関係のある大脳皮質の領域が厚くなる（ジャグリングの練習をやめた後でも、その変化は失われない）。市内の地図を丸暗記し、非常に難しい試験に合格しなければならないロンドンのタクシードライバーは、ベテランであればあるほど脳の海馬が発達している。このように脳はいくらでも鍛えられるのだ。

かつてワーキングメモリと流動性知能（計算能力や思考能力、情報の処理能力など）は、ある年代をピークに衰えていくと考えられていたが、最近の研究によれば、ワーキングメモリを鍛えると、神経細胞が新しく生まれ、ワーキングメモリと流動性知能の両方が向上するとわかってきた。

それでは、鍛えられるのはワーキングメモリだけだろうか？　自制心はどうだろう？〝つながり脳〟について教えるだけではなく、そのエクササイズを実施して自制心を鍛えれば、効果があるはずである。そこで私はこう提案したい。中学1〜2年生は、〝つながり脳〟を鍛えるエクササイズを1日に20分、授業で行う。感情や衝動を抑える訓練は、なるべく早いうちに始めたほうがいいからだ。

社会神経科学者のジェニファー・シルヴァーズとケヴィン・オクスナーによれば、思春期の子どもはイライラしたり、反発したり感情を爆発させたりする反抗期のピークを中学2年生の頃に迎えるが、実際に感情をコントロールする能力が完全に発達するのは20歳になる頃だという。そのため、思春期の子どもは感情をうまく抑制できないばかりか、時には人生を変えてしまうような無謀な行為に走り、犯罪や薬物の依存症、妊娠や退学などのトラブルを招いてしまう。だから〝つながり脳〟を訓練する授業によって自制心を鍛えれば、もっと授業や宿題に集中し、試験勉強にも身を入れて取り組めるはずだ。

それでは、どうしたら自制心を鍛えられるだろうか？　9章で紹介したように、お楽しみ（マシュマロ）の先延ばしから運動や認知、感情の自制まで、信じられないほどいろいろな種類の自制が、すべて右半球の腹外側《ふくがいそく》前頭前皮質の働きと関係があった。しかも、どれかひとつの自制を鍛えれば、他の種類の自制にも効果が現れるのだ。

私の研究室では、運動自制の訓練が感情の自制にも効果をもたらすのかどうかを確かめる実験を行った。被験者をまず、運動自制の訓練を受けるグループと受けないグループとに分け、受けないグループには3週間に8回、簡単な「視覚運動課題」を受けてもらう。コンピュータ画面に次々と現れる右か左の矢印に従って、キーボードの同じ向きのキーをできるだけ速く叩いてもらうのだ。一方、運動自制の訓練を受けるグループには、3章で紹介した「ストップ・シグナル課題」を受けてもらう。基本的には最初のグループと同じく画面に現れた矢印の向きに従ってキーボードを叩くが、数回に一度の割合でストップ・シグナル音が鳴った時だけ、どのキーも叩いてはならず、ついキーを叩きたくなる衝動を自制するという課題である。

被験者には全員、実験の初日に「再評価課題」を試してもらい、それぞれの被験者の感情を自制する能力を測定しておく（再評価については9章で述べた）。そして、第1のグループには視覚運動課題を、第2のグループにはストップ・シグナル課題を8回ずつこなしてもらい、3週間後に再び「再評価課題」によって感情を自制する能力を測定する（その間、被験者は運動を自制する訓練を受けても、感情を自制する訓練はいっさい受けない）。

さて、運動自制の訓練は、感情の自制にも効果をもたらしたのだろうか？　答えは「イエス」だ。ストップ・シグナル課題を試した第2のグループは、実験の終了時に、感情をコントロールする能力がずっと向上していたのである。しかも8回の実験後に運動の自制能力が向上していた被験者ほど、感情の自制能力も向上していた。

この他にも、中学生が自制心を身につける方法はいろいろとあるはずだ。最近注目されているのは、今その瞬間の気持ちやからだの状態に意識を向け、あるがままの現実を受け入れる「マインドフルネス」と呼ばれる瞑想である。この方法を試せば自制心という筋肉を強く鍛えられると言われている。自制心という筋肉は、生涯にわたって私たちの人生を豊かにしてくれるのだ。

本章で述べたような、いろいろな提案や方法を教育現場で実行するためには、予算や時間、そして粘り強い取り組みが必要だ。しかも予算や時間をどれかひとつの方法に注ぎ込めば、他のプロジェクトには回らなくなってしまう。それでもやはり、中学生の〝つながり脳〟を鍛え、自制心を養うための取り組みは重要である。興味を失わず、授業に集中できる中学生のほうが大学に進んで、地域社会に貢献する可能性が高いからだ。

現在の学校教育は、残念ながらうまく機能していない。本書で紹介した3つの脳力の知識を踏まえてカリキュラムを組み、授業内容を組み立てれば、思春期の子どもの持つ可能性を最大限に引き出せるはずである。もっとたくさん学び、さらに成績が上がれば、将来、彼らにとって素晴らしい未来が開けるのではないだろうか。

エピローグ

人が理屈によって理解したものではないことを、理屈を説いてやめさせようとしても無駄である――ジョナサン・スウィフト

本書ではこれまで、21世紀の新たな脳科学である「社会認知神経科学」のアプローチを用いて、進化の過程で私たちの祖先が獲得してきた「つながる」「心を読む」「調和する」という、3つの脳力をめぐる知的冒険の旅を続けてきた。

この惑星で最も高度な知性を持つ哺乳類である私たちは、諸刃《もろは》の剣《つるぎ》を抱えながら生きている――どれだけ高い知性を持ち、またどれほど合理的になろうとも、私たちは基本的な欲求からは逃れられない。私たちには愛し、愛される相手が必要である。愛し愛され、つながる相手のいない人生に、果たして生きる意味はあるのだろうか？　チェスをしたり微分積分を解いたりする能力があれば、誰ともつながらずに生きていけるのだろうか？　マザー・テレサは、つながる相手のいない人生を「人間が経験する最悪の病」と見なした。「愛し、愛さ

れたい」という基本的な欲求は、この世に生まれたその日から私たちの生存を助け、この世を去るその日まで私たちの行動を決定する。「つながりたい」という欲求をいつも感じるわけではないかもしれない。その欲求が周囲の人間に与える影響を、常に目にするわけでもないかもしれない。それでもやはり、「つながりたい」という欲求は私たち人間とともに在る。

本書を執筆しはじめた頃、私は、社会認知神経科学分野の素晴らしい発見をたくさん披露したいと思っていた。それぞれが独立した話題だとも考えていた。ところが今、改めて思うのは、進化を通して私たちの脳の神経ネットワークは複雑に発達し、私たちを他者や集団とつながる、社会的な動物にしたという事実である。

この20年は〝つながり脳〟を理解するための基礎の時期だったと言えるだろう。だが次の20年は、さらに刺激的な発見がたくさんあるはずだ。今後ますます神経画像技術が発達すれば、私たちが日常生活のなかで人とつながる時の脳の活動を、もっと測定しやすくなるだろう。特に注目を集めるのが、fNIRS（近赤外脳機能計測法）を用いた研究である。この方法では、ヘッドバンドを装着した被験者の頭蓋《とうがい》に、レーザー光を直接照射する。そして脳組織を経由して、再び空間に出てきたレーザー光の反射を捉えると、その領域が活性化していたかどうかがわかる仕組みである。現在はまだ技術的な課題も多いものの、被験者は座ったまま、あるいは誰かと喋《しゃべ》っていても実験に参加できる。被験者がふたりでヘッドバンドをつけたまま、あちこち歩き回っても実験が可能だ。しかも、そのヘッドバンドは現在でも10万ドルもしない。将来、もっと価格が下がれば、学校や企業、あるいはカウンセリングサロンのような場所でも用いられるようになるだろう。実生活のいろいろな場面で〝つながり脳〟について研究する機会が増えれば増えるほど、新たな発見が生まれるに違いない。

アイザック・アシモフのSF小説『ファウンデーション』では、数学者のハリ・セルダンが〝心理歴史学〟という新しい学問をつくり出す。そして心理学の原則を用いて、今後数十年間にどのようなできごとが起こり、どのように解決されるのかを予測するのだ。悪の手に渡ったらさぞ不吉だろうと思われるこのような学問は、一方で素晴らしい恩恵ももたらしてくれる。私たちは心理的な動物であり、社会心理的な動物でもある。心理学や脳神経科学をはじめ、いろいろな分野から人間の社会性について学べば学ぶほど、私たち個人と社会の持つ可能性を最大限に発揮できるのだ。

いつか政策決定に際して、一国の指導者が社会神経科学者や心理学者に意見を求める日がやってくるかもしれない。世界のできごとを読み解くために、CNNが〝つながり脳〟の専門家を、政治学者や政治戦略家、経済学者の一団に加える日が訪れるのかもしれない。いつの日か、日常生活のなかに、あるいは職場のインセンティブや学校のカリキュラムに、〝つながり脳〟の知識や発見が当然のように盛り込まれるかもしれないのだ。SFのような話が科学に変わる時、刺激的でドキドキする未来が実現するに違いない。

プロフィール

【著者】マシュー・リーバーマン　Matthew D. Lieberman

ハーバード大学卒。カリフォルニア大学ロサンゼルス校心理学部教授、精神医学・生物行動科学部教授。『Social Cognitive and Affective Neuroscience（社会認知と感情神経科学）』誌の創刊者であり編集長も務める。2007年には、アメリカ心理学会が心理学分野の発展に貢献した若手研究者に贈る「the Distinguished Scientific Award for an Early Career Contribution to Psychology」を受賞した。社会認知神経科学分野において、世界で最も注目される研究者のひとりである。

【訳者】江口泰子　えぐち・たいこ

法政大学法学部卒業。編集事務所、広告企画会社を経て翻訳業に従事。主な訳書に『ケネディ暗殺 50年目の真実』（講談社）、『考えてるつもり』（ダイヤモンド社）、『道端の経営学』（ヴィレッジブックス）、『マイレージ、マイライフ』（小学館）、共訳に『真珠湾からバグダッドへ』（幻冬舎）など。

21世紀《せいき》の脳科学《のうかがく》　人生《じんせい》を豊《ゆた》かにする3つの「脳力《のうりょく》」

2015年5月20日　第1刷発行

著者……………………マシュー・リーバーマン
訳者……………………江口泰子《えぐちたいこ》
装丁……………………中村忠朗（ARTEN）

発行者…………………鈴木 哲
発行所…………………株式会社講談社
東京都文京区音羽2丁目12-21〔郵便番号〕112-8001
電話〔編集〕03-5395-3522
〔販売〕03-5395-4415
〔業務〕03-5395-3615
印刷所…………………株式会社精興社
製本所…………………株式会社国宝社
本文データ制作………講談社デジタル製作部

定価はカバーに表示してあります。
落丁本・乱丁本は購入書店名を明記のうえ、小社業務あてにお送りください。送料小社負担にてお取り替えいたします。なお、この本の内容についてのお問い合わせは第一事業局企画部（翻訳）あてにお願いいたします。

ISBN978-4-06-216961-5　N.D.C.491.371　286p　20cm